❧ 本书获 ❧

2019年贵州省出版传媒事业发展专项资金

贵州出版集团有限公司出版专项资金

资　助

古籍整理之本草彩色药图系列·第二辑

本草经解彩色药图

原　著 | 清·叶天士

主　编 | 云雪林　杨碧仙

贵州出版集团
贵州科技出版社

图书在版编目（CIP）数据

本草经解彩色药图／云雪林，杨碧仙主编. -- 贵阳：
贵州科技出版社，2019.12（2025.1重印）
（古籍整理之本草彩色药图系列. 第二辑）
ISBN 978 - 7 - 5532 - 0819 - 0

Ⅰ. ①本… Ⅱ. ①云… ②杨… Ⅲ. ①《神农本草经
》- 图谱 Ⅳ. ①R281.2 - 64

中国版本图书馆 CIP 数据核字（2019）第 271469 号

本草经解彩色药图

BENCAOJINGJIE CAISE YAOTU

出版发行	贵州出版集团　贵州科技出版社
地　　址	贵阳市中天会展城会展东路 A 座（邮政编码:550081）
网　　址	http://www.gzstph.com
出 版 人	熊兴平
经　　销	全国各地新华书店
印　　刷	北京兰星球彩色印刷有限公司
版　　次	2019 年 12 月第 1 版
印　　次	2025 年 1 月第 2 次
字　　数	347 千字
印　　张	12.25
开　　本	889 mm×1194 mm　　1/16
书　　号	ISBN 978 - 7 - 5532 - 0819 - 0
定　　价	98.00元

天猫旗舰店:http://gzkjcbs.tmall.com

古籍整理之本草彩色药图系列·第二辑
编委会

《本草经解彩色药图》
编委会

前言
FOREWORD

以药治病,历史悠久,我国人民使用中药防病治病的历史已绵延上千年。历代医家经过无数实践和努力,积累了大量的用药经验,为我们的防病治病提供了大量的原始资料。中华中医药学会曾经在华夏出版社的密切配合下,在全国范围内发起了"学经典,读名著"大型读书活动,希望通过对大量中医药经典文献的整理出版,达到传播我国悠久的传统文化和中医药知识的目的,以培养更多的优秀中医药人才,更好地促进中医药的发展和进步,为人类的健康事业做出贡献。

我国历代中医药典籍中,前人留下了大量的宝贵的文字材料。历史证明,要认真继承、应用和发扬中医药的理论知识,理应认真阅读"经典"。但是,由于历史原因,很多经典文献难免文字艰涩,且有些描述粗略,以致难窥中医药理论的全貌和细节,今人使用时颇有不便。

我们曾经在2015年对在中医药发展史上具有代表性的5本本草古籍著作进行过整理,并补充了现代相关研究成果和药物原植物的识别等内容,该丛书出版后产生了良好的社会效益。今年,我们再次选择5本具有较高临床实用价值的本草典籍进行整理,分别是《汤液本草》《食疗本草》《本草经解》《神农本草经读》和《本草备要》。内容设置有【古籍原文】【药物来源】【形态特征】【性味功效】【古方选录】【用法用量】【使用注意】【现代研究】等,并在每本书后设有中文药名索引、方剂名索引和药用植物、动物学名索引等,方便读者阅读和查询。

本丛书文字部分的编写以贵州中医药大学药学院的教师杨卫平、冯泳、陈芳、云雪林、周静、蒲翔、梅颖为主,同时还有"全国名老中医药专家邱德文传承工作室"的工作人员及其他中医药院校的教师、研究生、本科生等参与。彩色图片的筛选参考了大量的医药文献,具体的拍摄工作主要由杨卫平、刘绍欢、夏同珩、宋胜武、尹武燕等人完成。

古籍原文中涉及的部分药材如犀角、虎骨等,来源于国家珍稀保护动物,按照国家现行法律规定不能再使用,其中部分药材我们已在文中给出了可替代的药材名称。

本丛书立足于保留古代本草典籍的原貌,选择有价值的古代用方,并力求符合现代药物使用规范,具有内容丰富翔实、层次分明与文字通俗易懂、图文并茂等特点,可供中医药专业人士、学生及中医药爱好者使用。

本丛书在编写过程中,参考了国内外大量的医药文献,在此向所有参考文献的原作者表示谢意。

由于编者的学识水平有限,书中疏漏、不足之处在所难免,敬请广大读者批评和指正。

编　者
2019 年 11 月

目 录

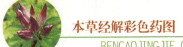
卷 三

❋ 木 部 ❋

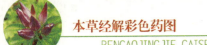

✳ 人 部 ✳

附 余

✳ 考 证 ✳

✳ 附 考 ✳

✳ 音 训 ✳

序 一

　　夫立言者不其难哉！或敷陈繁赜而肯綮无闻，或梗概粗呈而源流俱昧，失则维均，故职详未若职要，而明其当然，又必抉其所以然。正如《经籍》，汉唐注疏亦云详矣，宋贤则略名物而穷义理，斯道始朗如星日，今医之本草而有《纲目》，犹《经籍》之有注疏也，终身学而未知注疏者众矣，而医之于《纲目》亦然，畏其繁重、记诵维艰也。惊犹河汉，会归不易也，于是乎因陋就简，承讹袭谬，凡�施然刀圭漫试，自诩良工，与夫坐拥皋比，居然名宿，滔滔皆是，堪一叹也。古吴叶先生，儒者也，邃于《易》而善医，即以《易》之盈虚消息，通乎剂之缓急轻重，著书等身，其一为《本草经解要》，于《本经》三百六十五种而损之、而益之，凡一百七十有四。其诠释也缕析详明，其制方也斟酌尽善。盖东璧①之书淹通博大，此则撮其至要，洁静精微，固义文家法，一立言而三不朽具焉者也。其锡山王君悦田，为海文殿元之群从，学《易》于先生，兼得活人之术焉，间出此视予，予寻绎再四，谓是论衡也，忍终秘乎？顷者家大人于政事余暇，刊布方书数种，补子惠所难周，掖斯人于耆艾，顾物药则其权舆也，并锲是书，欲学者咸奉为指南，譬若经生，即未遑远稽，讨矜奥博，但力守宋贤传注，深思潜玩，融会贯通，已无愧真儒。此叶先生著书本怀也，悦田兄尊闻雅意也，亦即家大人保赤情殷，常以济人利物，当随事力行，敦勉余兄弟之素志也。工竣，为识诸首简。

雍正甲辰岁午月上浣河东杨缉祖序于六署之敬德堂

---

　　① 东璧：李时珍(1518—1593)，字东璧。所编撰《本草纲目》，参阅 800 余种文献，历经 27 年，三易其稿，成 200 余万字皇皇巨制。载药 1892 种，药图 1109 幅，录方 11 096 首，诚可谓淹通博大。

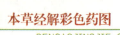

序　二

　　古称神农氏辨别百草之性,咀味穷理,列为成书,后人定之,名曰《本草纲目》。然品汇既多,篇章亦富,不无烦衍错杂之病,能贯通而得其要者,诚难其人。昌黎韩子有言:记事者提要,纂言者钩玄,苟或昧于阴阳,类聚群分,未能推明其所以然,而欲临症补泻,得其所当然,难矣! 叶君天士,儒者,喜读书,尤邃于《易》,尝着《易经象训》十二卷,因《易》以悟医,通乎其理,撰述颇多,《本草经解》其一也,集中所载,择汤液中要品而得其精。家侄悦田从学有年,得其指示,抄录此书,出入必偕。近游六安,省舍弟于奎光清署,得谒州刺史杨公,公一见之,反复赞叹,以为诠释之精,无逾此编。即命远斋公子付之梓人,以公当世,使学者识其要领,于本草之精义,洞然豁然,纲举目张。忘乎其纂辑之劳,而具有贯通之益,其于人之疾也,庶无谬乎! 愿以此编为良医家法也。

雍正二年十一月日长至锡山王云锦书于荷经之凝斋

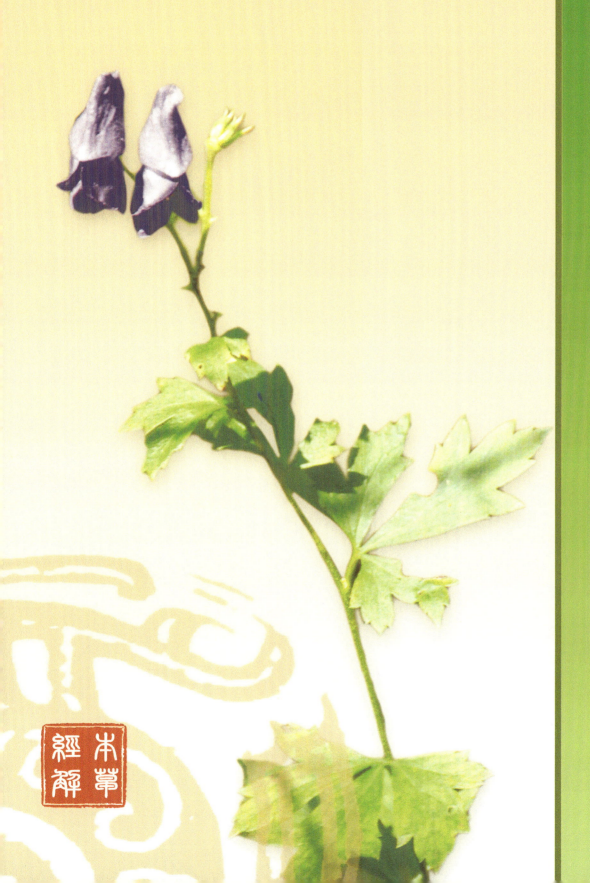

卷一

草部上

1 人 参

【古籍原文】气微寒,味甘,无毒。补五脏,安精神,定魂魄,止惊悸,除邪气,明目,开心益智。久服轻身延年。

人参气微寒,禀天秋令少阴之气,入手太阴肺经;味甘无毒,禀地中正之土味,入足太阴脾经,气厚于味,阳也。

肺为五脏之长,百脉之宗,司清浊之运化,为一身之橐籥,主生气;人参气寒清肺,肺清则气旺,而五脏俱补矣。精者,阴气之英华;神者,阳气之精灵也。微寒清肺,肺旺则气足而神安;脾属血,人身阴气之原;味甘益脾,脾血充则阴足而精安。随神往来者谓之魂,并精出入谓之魄,精神安,魂魄自定矣。气虚则易惊,血虚则易悸;人参微寒益气,味甘益血,气血平和,惊悸自止。邪之所凑,其气必虚;人参益气,正气充足,其邪自不能留,故能除邪气。五脏藏阴者也,五脏得甘寒之助,则精气上注于目而目明矣。心者神之处也,神安所以心开,开者朗也;肾者精之舍也,精充则伎巧出而智益。久服则气足,故身轻;气足则长生,故延年也。

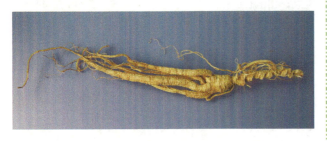

制方:人参同五味子、麦冬,名生脉散,补阴生津液。同辰砂,治惊。同炮姜,则补气温中。同白术、炮姜、甘草,名理中汤,治胸中寒邪痞塞。同白茯、白术、甘草,名四君子汤,治脾湿不思饮食。同半夏、陈皮,治脾湿生痰。同附子,名一气汤,追散失元阳。同半夏、生姜,治食入即吐。同陈皮、生姜,治霍乱吐泻,烦躁不宁。同炮姜等分,末,生地汁,丸,治妊娠吐水。同苏木,治产后发喘。加童便,治血晕。同归身,治产后诸虚。同甘草、归身、五味、麦冬,治血虚发热。同炮姜、北味、白术、甘草、白芍,治中气虚喘。同黄芪、甘草、天冬、麦冬、生地、熟地、北味、苁蓉,治肾虚水泛成痰。同乳香各一钱,丹砂五分,末,鸡蛋清和姜汁调服,治横生倒产。同归身、麦冬、五味,治闻雷即晕。同赤茯、龙齿、辰砂,治离魂。同陈皮,治房后困倦。同柴胡、大枣、生姜,治虚劳发热。同赤茯、麦冬,治齿缝出血。同莲肉、川连,治噤口痢。同白术、吴萸,治脾泄。同五味、吴萸、肉果,名四神丸,治肾泄。同白芍、甘草,治血虚腹痛。同附子、肉桂、炮姜,治寒厥。同附子、北味,治气脱中寒。同白术、麦冬、五味,治中暑倦怠。同白芍、沉香,治气虚胸满。同升麻,补上焦元气,泻肺中伏火。同白茯,补下焦元气,泻肾中伏火。同沉香、茯神,治心虚邪客作痛。同黄芪、白芍、北味,治汗多亡阳。同知母、石膏、粳米、甘草,名人参白虎汤,治气虚伤暑。同附

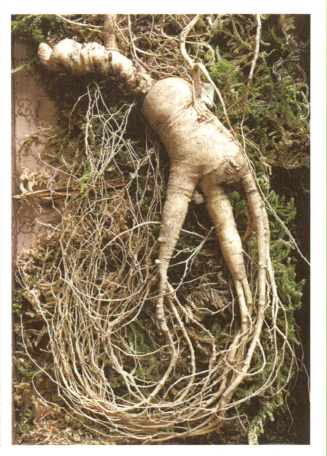

子、白芍、白术、白茯、甘草,治小儿慢惊。同菖蒲、莲肉,治产后不语。同附子、肉桂、麦冬、五味,治下虚寒而上大热。同黄芪、天冬、北味、牛膝、杞子、菖蒲,治中风不语。同大枣、白芍、甘草、枣仁、圆肉,治脾阴虚。同木瓜、藿香、橘红,治气虚反胃。同姜皮各两许,水煎露服,治气虚疟久不止。

【药物来源】为五加科植物人参 *Panax ginseng* C. A. Mey. 的根和根茎。

【形态特征】多年生草本。主根纺锤形或圆柱形。根状茎(芦头)短。茎单生,高 20 ~ 60 cm。叶为 3 ~ 6 片掌状复叶轮生茎顶。伞形花序顶生,花 30 ~ 50 朵,淡黄绿色;花瓣 5 枚;雄蕊 5 枚;子房 2 室。浆果扁球形,内有 2 粒肾形种子。

【性味功效】味甘、微苦,性微温。大补元气,复脉固脱,补脾益肺,生津养血,安神益智。

【古方选录】《医心方·卷二十五》引《博济安众方》人参丸:人参二两,橘皮一两,生姜一两。用法:以水一升半,煎取八合,细细服之。主治:小儿吐乳。

【用法用量】3 ~ 9 g,另煎兑服;也可研粉吞服,或切片开水泡服,一次 2 g,一日 2 次;拯危救脱用 10 ~ 30 g;或入丸、散。

【使用注意】不宜与藜芦、五灵脂同用。实证、热证及湿热内盛而正气不虚者忌服。不宜与茶同服。

【现代研究】人参含人参皂苷 Ra_1、Rb_1、Rh、Rg_1、Ro 等多种三萜皂苷及多糖,挥发油,黄酮,氨基酸,维生素等。有兴奋中枢,增强免疫力,抗疲劳,促进蛋白合成,抗休克,抗肿瘤等作用。

2　黄芪

【古籍原文】气微温,味甘,无毒。主痈疽久败疮。排脓止痛,大风癞疾,五痔,鼠瘘,补虚,小儿百病。(酒炒、醋炒、蜜炙、白水炒)

　　黄芪气微温,禀天春升少阳之气,入足少阳胆经、手少阳三焦经;味甘无毒,禀地和平之土味,入足太阴脾经。气味俱升,阳也。

　　脾主肌肉,甘能解毒,温能生肌,所以主痈疽久败疮,排脓止痛也。风湿热壅于肌肉筋脉中,则筋坏肉败而成大麻风癞疾矣;脾主湿,胆主风,三焦主热,

"邪之所凑,其气必虚";黄芪甘温,补益气血,故治癞疾也。肠澼为痔,肠者手阳明经也,太阴脾为阳明行津液者也;甘温益脾,脾健运,则肠澼行而痔愈也。鼠瘘者,瘰疬也,乃少阳经风热郁毒;黄芪入胆与三焦,甘能解毒,温能散郁,所以主之。人身之虚,万有不齐,不外乎气血两端。黄芪气味甘温,温之以气,所以补形不足也;补之以味,所以益精不足也。小儿稚阳也,稚阳为少阳,少阳生气条达,小儿何病之有?黄芪入少阳补生生之元气,所以概主小儿百病也。

　　制方:黄芪同桂枝、白芍、甘草、姜、枣、饴,名黄芪建中汤,治脾阴虚。同桂枝、白芍、甘草、防风,治表虚自汗。同茅术、生地等分,牛膝、黄柏减半,丸,治湿毒臁疮久不愈。用盐水炒五钱,白茯一两,末,治气虚白浊。同甘草,治虚渴。同麻仁、陈皮、白蜜,治老人虚闭。同川连,治肠风下血。同川芎、糯米,治胎不安。同生地、熟地、黄柏、黄连、黄芩、归身、枣仁,治阴虚盗汗。同生地、熟地、归身、人参、枣仁、北味,治表虚自汗。同人参、甘草,名保元汤,治阳虚及

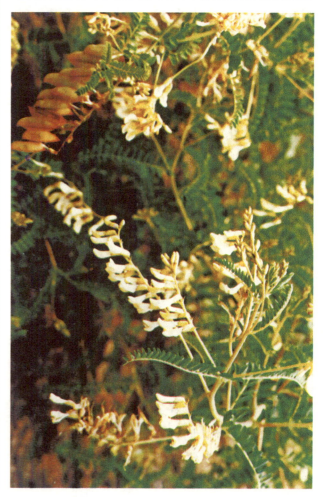

虚痘症。同白芷、白及、甘草、金银花、皂刺,排脓止痛。

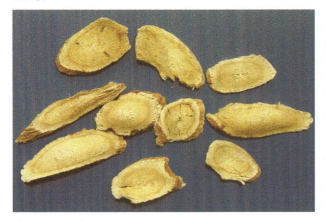

【药物来源】为豆科植物蒙古黄芪 *Astragalus membranaceus*(Fisch.)Bge. var. *mongholicus*(Bge.)Hsiao 或膜荚黄芪 *Astragalus membranaceus*(Fisch.)Bge. 的干燥根。

【形态特征】1. 膜荚黄芪:多年生草本,高达 100 cm。主根木质,灰白色。茎直立。羽状复叶,小叶 13~27 片,长至 30 mm,宽至 12 mm。总状花序腋生。子房被细柔毛。荚果被细短柔毛。种子 3~8 粒。

　2. 蒙古黄芪:多年生草本,形似膜荚黄芪,植株较矮小。小叶较多,25~37 片,小叶片较小,长 4~9 mm,宽 3~5 mm。子房及荚果光滑无毛。

【性味功效】味甘,性微温。补气升阳,固表止汗,利水消肿,生津养血,行滞通痹,托毒排脓,敛疮生肌。

【古方选录】《外科正宗·卷三》黄芪六一汤:黄芪(半生,半蜜水炒)六钱,甘草(半生,半炙)一钱五分,人参一钱。用法:水二钟,煎八分,食远服。主治:流注溃后,脓水出多,口干作渴,烦躁不宁。

【用法用量】煎服,9~30 g;或入丸、散。益气补中宜蜜炙用,其他方面宜生用。

【使用注意】疮疡初起、阳热实证疮疡及疮疡溃后热毒尚盛者,不宜使用。

【现代研究】黄芪含黄酮类,皂苷类,多糖类,亚油酸,胆碱,氨基酸,微量元素等。有增强免疫力,促进胰岛素分泌,降低血黏度,抗氧化,抗病毒,抑菌等作用。

3　术(白术)

【古籍原文】气温,味甘,无毒。主风寒湿痹,死肌,痉,疸,止汗除热,消食。作煎饵久服,轻身延年不饥。

术性温,禀天阳明之燥气,入足阳明胃经;味甘无毒,禀地中正之土味,入足太阴脾经。气味俱升,阳也。

风寒湿三者合成痹,痹者拘挛而麻木也,盖地之湿气,感则害人皮肉筋骨也。死肌者,湿邪侵肌肉也;痉者,湿流关节而筋劲急也;疸者,湿乘脾土,肌肉发黄也,皆脾胃湿证。术性甘燥,所以主之。胃土湿,则湿热交蒸而自汗发热;术性燥湿,故止汗除热也。脾者为胃行其津液者也,脾湿,则失其健运之性而食不消矣;术性温益阳,则脾健而食消也。煎饵久服,则胃气充足,气盛则身轻,气充则不饥,气纳则延年,所以轻身延年不饥也。

制方:术同枳实作汤,治水饮;作丸,名枳术丸,治面黄食不化。同人参,治脾肺俱虚。同白芍、白茯、甘草,治脾虚肌热。同泽泻,治心下有水。同牡蛎、浮麦、石斛,治脾虚盗汗。同姜酒煎,治产后呕逆。同陈皮,治脾虚胀满。同谷芽、猪肚,丸,治脾虚少食而瘦。同白芍、肉果,丸,治脾虚泄泻。同茯苓、

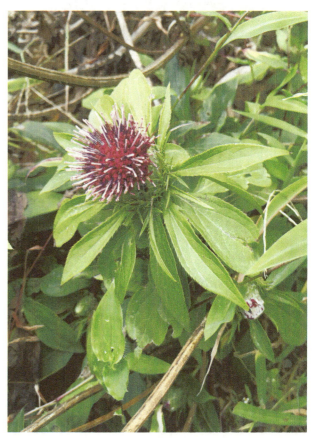

糯米、枣肉,丸,治久泻肠滑。同熟地,丸,治泻血色黄。同熟地、炮姜、北味,丸,名黑地黄丸,治下血。同半夏、丁香,治小儿久泄。同泽泻、车前,治水泻暑泻。同苦参、牡蛎、猪肚,丸,治胃湿热而瘦。同麦冬、石斛、黄柏、白芍、木瓜、苡仁、北味,治痿。

【品种考辨】《神农本草经》所载"术"项下原文"味苦"为"味甘",虽有诸多学者考证认为《神农本草经》所载"术"当指现今所用"苍术",但本书经解有关性味、功效特点及选录制方,多从白术甘温补益脾胃、益气运湿、燥湿健脾的功效着眼与阐释,可确定本书此条所述药物应为"白术"。

【药物来源】为菊科植物白术 Atractylodes macrocephala Koidz. 的干燥根茎。

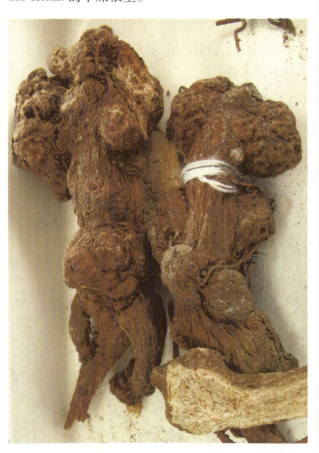

【形态特征】多年生草本,高 20～60 cm。根状茎结节状。茎直立,光滑无毛。叶片 3～5 羽状全裂,纸质。6～10 个头状花序单生茎顶,小花紫红色。瘦果倒圆锥状,被稠密顺伏的白色长直毛。

【性味功效】味苦、甘,性温。健脾益气,燥湿利水,止汗,安胎。

【古方选录】《圣济总录·卷十》白术汤:白术、防己

各三两,附子(炮裂,去皮脐)半两,桂(去粗皮)、人参各三两,甘草(炙,锉)二两半,当归(焙)、芍药各一两。用法:上锉,如麻豆大。每服四钱匕,水一盏半,加生姜三片,煎至一盏,入醋少许,更煎三四沸,去滓温服。当觉体中热痹;未觉,加药末并醋,如前煎服。主治:历节风,四肢疼痛不可忍。

【用法用量】煎服,6～12 g;或入丸、散。燥湿利水宜生用,健脾益气宜炒用,健脾止泻宜炒焦用。

【使用注意】阴虚内燥、气滞胀闷者忌用。

【现代研究】白术含挥发油,内酯类,白术多糖,苷类,氨基酸,维生素 A,微量元素等。有促进胃肠排空,利尿,保肝利胆,降血糖,降血压,抗菌,抗衰老,抗肿瘤,镇静等作用。

4　甘　草

【古籍原文】气平,味甘,无毒。主五脏六腑寒热邪气,坚筋骨,长肌肉,倍气力,金疮𤺴,解毒。久服轻身延年。(生用清火,炙用补中)

甘草气平,禀天秋凉之金气,入手太阴肺经;味甘无毒,禀地和平之土味,入足太阴脾经。气降味升,阳也。

肺主气,脾统血,肺为五脏之长,脾为万物之母;味甘可以解寒,气平可以清热;甘草甘平,入肺入脾,所以主五脏六腑寒热邪气也。肝主筋,肾主骨,肝肾热而筋骨软;气平入肺,平肝生肾,筋骨自坚矣。脾主肌肉,味甘益脾,肌肉自长;肺主周身之气,气平益肺,肺益则气力自倍也。金疮热则𤺴,气平则清,所以治𤺴;味甘缓急,气平清热,故又解毒。久服肺气清,所以轻身;脾气和,所以延年也。

制方:甘草佐黄芪、防风,治气虚痘症。同白芍、

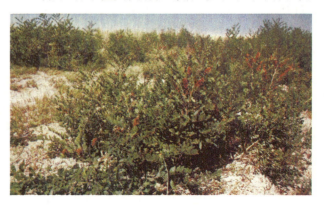

黄芩,名黄芩汤,治痢。同白芍,名甲己汤,治泄。同人参、炮姜、肉桂,则温中。同麦冬、枇杷叶、苏子,则下气。同川连、白芍、升麻、滑石,治热痢。同人参、菖蒲、益智、圆肉、枣仁、远志,治健忘。同桔梗、元参、牛蒡、花粉,利咽喉。同麦冬、石膏、竹叶、知母,名竹叶石膏汤,治烦闷燥渴。同川连、木通、赤茯、生地,泻心火。同桂枝、人参、生地、麦冬、阿胶、麻仁、姜、枣、酒,名复脉散,治心脾血枯。甘草一味,水炙熬膏,治悬痈如神。

【药物来源】为豆科植物甘草 *Glycyrrhiza uralensis* Fisch.、胀果甘草 *Glycyrrhiza inflata* Bat. 或光果甘草 *Glycyrrhiza glabra* L. 的干燥根和根茎。

【形态特征】1. 甘草:多年生草本。根与根茎粗壮,具甜味。茎直立而多分枝。托叶披针形;小叶 5 ~ 17 片。总状花序腋生,具多数花,花冠紫色、白色或黄色。荚果弯曲呈镰状或环状。种子圆形或肾形。

2. 胀果甘草:与甘草区别,小叶较少,3 ~ 7 片,卵形或椭圆形。总状花序腋生,与叶等长,具多数疏生的花,花冠紫色或淡紫色。荚果椭圆形或长圆形,膨胀。种子圆形。

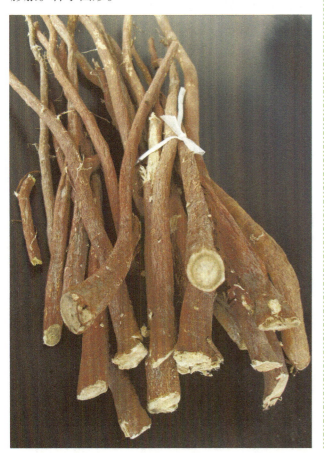

3. 光果甘草:与甘草区别,托叶线形;小叶披针形,11 ~ 17 片。总状花序腋生,具多数密生的花,花冠紫色或淡紫色。荚果扁,直或微弯,有时在种子间微缢缩。种子肾形。

【性味功效】味甘,性平。补脾益气,清热解毒,祛痰止咳,缓急止痛,调和诸药。

【古方选录】《普济方·卷三五二》甘草丸:甘草(炙)五两,当归、干姜、人参、白术各二两。用法:上药治下筛,炼蜜为丸,如弹子大,磨纳一升酒中,作一服,一日三次。主治:产后虚损。

【用法用量】煎服,2 ~ 10 g;或入丸、散。清热解毒宜生用,补脾、缓急、调药宜炙用。

【使用注意】不宜与海藻、京大戟、红大戟、甘遂、芫花同用。本品可助湿壅气,故湿盛胀满、水肿者不宜用。大剂量久服可致水钠潴留,导致浮肿、心律失常、乏力等,宜慎用。

【现代研究】甘草含甘草酸等三萜皂苷,甘草黄苷等黄酮类,生物碱,多糖类,香豆素,桦木酸,氨基酸等。有解毒,祛痰,抗心律失常,抗溃疡,抗菌,抗利尿,解痉,降血脂等作用。

5 山药(山芋)

【古籍原文】气温、平,味甘,无毒。主伤中,补虚赢,除寒热邪气,补中,益气力,长肌肉,强阴。久服耳目聪明,轻身,不饥延年。(炒用)

山药气温、平,禀天春升秋降之和气,入足厥阴肝经、手太阴肺经;味甘无毒,禀地中正之土味,入足太阴脾经。气升味和,阳也。

脾为中州而统血,血者阴也,中之守也;甘平益血,故主伤中。脾主肌肉,甘温益脾,则肌肉丰满,故补虚赢。肺主气,气虚则寒邪生;脾统血,血虚则热邪生;气温益气,味甘益血,血气充而寒热邪气除矣。脾为中州,血为中守;甘平而益脾血,所以补中。脾主四肢,脾血足,则四肢健;肺气充,则气力倍也。阴者宗筋也,宗筋属肝;气温禀春升之阳,所以益肝而强阴也。久服,气温益肝,肝开窍于目,目得血则明。气平益肺而生肾,肾开窍于耳,耳得血则聪。味甘益脾,脾气充则身轻,脾血旺则不饥,气血调和,故延年也。

制方:山药同生地、杞子、牛膝、甘菊、白蒺藜、五味,治肝肾虚怯。同莲肉、扁豆、人参、白芍、白茯、甘草、陈皮,治脾虚泄泻。同羊肉、肉苁蓉,作羹,治虚羸。

【药物来源】 为薯蓣科植物薯蓣 *Dioscorea opposita* Thunb. 的根茎。

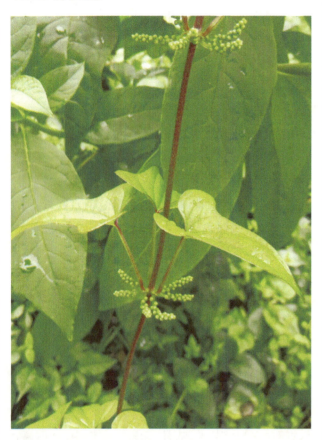

【形态特征】 多年生缠绕草质藤本。块茎肥厚,略呈圆柱形。单叶,互生或对生;叶片变异大;叶腋常生珠芽。雌雄异株,穗状花序。蒴果三棱状扁圆形或圆形,有膜质翅。种子扁卵圆形,有阔翅。

【性味功效】 味甘,性平。补脾养胃,生津益肺,补肾涩精。

【古方选录】《圣济总录·卷一八六》地仙煎:山芋末一斤,杏仁(汤浸,去皮尖双仁)一升,生牛乳一升。用法:上先研杏仁极细,入生牛乳绞取汁,次取山芋末相拌,入新瓷器,密封,安于釜中,重汤煮一日煎成。每服一匙,空心温酒调下。主治:腰膝疼痛及腹内一切冷病。

【用法用量】 煎服,15～30 g;或入丸、散。麸炒山药补脾健胃,用于脾虚食少,泄泻便溏,白带过多。鲜山药兼作蔬菜类食品。

【使用注意】 湿盛中满及内有积滞实邪者不宜使用。

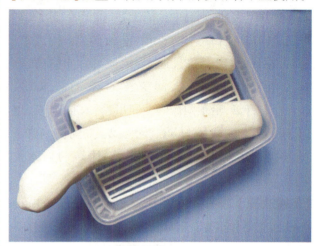

【现代研究】 山药含薯蓣皂苷,黏液质,糖蛋白,山药多糖,尿囊素,微量元素,粗纤维,植酸等。有降血糖,提高非特异性免疫功能,抑制胃排空,抗氧化,抗肿瘤,消炎抑菌等作用。

6　薏苡仁(苡仁米)

【古籍原文】 气微寒,味甘,无毒。主筋急拘挛不可屈伸,久风湿痹,下气。久服轻身益气。(糯米炒)

苡仁气微寒,禀天秋金之燥气,入手太阴肺经;味甘无毒,得地中平之土味,入足太阴脾经。气降味和,阴也。

《经》云,湿热不攘,则大筋软短而拘挛。苡仁气微寒,清热利湿,所以主筋急拘挛不可屈伸也。久风,长久之风也,风淫则末疾,所以手足麻木而湿痹生焉。苡仁甘寒,其主之者,甘以行之,寒以清之也。微寒,禀秋金之燥气而益肺,肺气治则下行,故主下

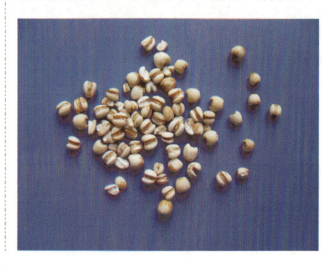

气。久服轻身益气者,湿行则脾健而身轻,金清则肺实而气益也。

　　制方:苡仁同木瓜、石斛、草薢、黄柏、生地、麦冬,治痿厥。同五加皮、牛膝、石斛、生地、甘草,治筋拘急。专一味,多服久服,治湿火伤肺,肺痈、肺痿及痿证。

【药物来源】为禾本科植物薏苡 *Coix lacryma-jobi* L. var. *ma-yuen*(Roman.)Stapf 的干燥成熟种仁。

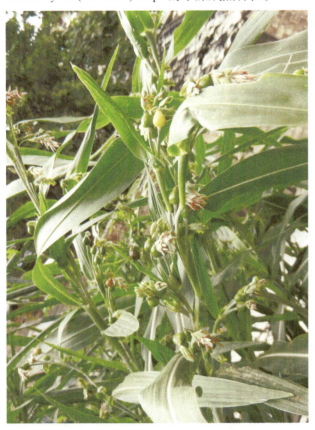

【形态特征】一年或多年生粗壮草本。须根较粗,海绵质。秆直立丛生,节多分枝。叶片披针形,扁平宽大,中脉粗厚,在下面隆起。总状花序腋生成束。颖果小,常不饱满,外包坚硬的总苞。

【性味功效】味甘、淡,性凉。利水渗湿,健脾止泻,除痹,排脓,解毒散结。

【古方选录】《圣济总录·卷十九》薏苡仁汤:薏苡仁二两,羌活(去芦头)二两,蔓荆实二两,荆芥穗二两,白术一两,木瓜(去核)一两,防风(去叉)一两,牛膝(酒浸,切,焙)一两,甘草(炙)一两。用法:上锉,如麻豆大。每服五钱匕,水一盏半,加生姜五片,煎至一盏,去滓,稍热服。主治:肝痹,筋脉不利,拘挛急痛,夜卧多惊,上气烦满。

【用法用量】煎服,9～30 g;或入丸、散。可浸酒饮服,或兼为食品,煮粥、作羹等。

【使用注意】孕妇慎用。脾虚无湿及大便燥结难下者慎用。

【现代研究】薏苡仁含薏苡仁酯等酯类,甾醇类,木脂素类,多糖类,内酰胺类,蛋白质,维生素等。有抗肿瘤,抗补体活性,抗病毒,降血糖,降血钙,诱发排卵,镇痛抗炎等作用。

7　何首乌

【古籍原文】气微温,味苦、涩,无毒。主瘰疬,消痈肿,疗头风面疮,治五痔,止心痛,益血气,黑髭发,悦颜色。久服长筋骨,益精髓,延年不老。亦治妇人产后及带下诸疾。(马豆蒸用)

　　何首乌气微温,禀天春升少阳之气,入足少阳胆经、手少阳三焦经;味苦、涩,无毒,得地火水之味,入手少阴心经、足少阴肾经。气味升少降多,阴也。

　　瘰疬,少阳之郁毒;首乌入少阳,气温则通达,所以主之。痈肿及头面风疮,皆属心火;味苦入心,气温能行,所以主之。肠澼为痔,痔者湿热伤血之症也;味苦清血,故亦主之。心为君火,火郁则痛;苦能泄,温能行,故主心痛。心主血,肾藏气,味苦益血,味涩益气也。髭发者,血之余也,心者生之本,其华在面,心血通流,则髭发黑而颜色美矣;其黑髭发、悦颜色者,苦益血而温能通也。肝主筋,肾主骨,藏精

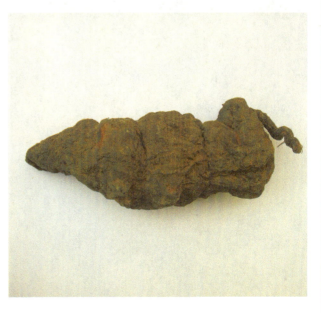

与髓,胆气疏则肝血润,心血充则肾精足;其坚筋骨益精髓者,气温益胆,味苦涩而交心肾也,心肾交,则火降水升,自延年不老矣。治产后及带下诸疾者,以气温能升少阳之生气,味苦涩交心肾之阴阳也。

制方:首乌同牛膝、鳖甲、陈皮、青皮,治疟邪在阴分;如表虚脾弱,加人参三五钱。同金银花、地榆、川连、白芍、升麻、葛根、甘草、滑石、山豆根、犀角、草石蚕,治痢纯血诸药不效者;首乌日日生嚼,治瘰疬或破或不破,并用叶捣涂。同牛膝,丸,治腰膝软疼,及风痰久疟。

【品种考辨】按本条原文及经解,所述功效及制方涵盖"生何首乌"和"制何首乌"。

【药物来源】为蓼科植物何首乌 *Polygonum multiflorum* Thunb. 的干燥块根。将干燥的块根除杂、洗净、润透,切厚片或块,干燥,称生何首乌。取何首乌片或块,照炖法用黑豆汁拌匀,置非铁质的适宜容器内,炖至汁液吸尽;或照蒸法清蒸或用黑豆汁拌匀后蒸,蒸至内外均呈棕褐色,晒至半干,切片,干燥,称制何首乌。

【形态特征】多年生草本。块根肥厚。茎缠绕,具纵

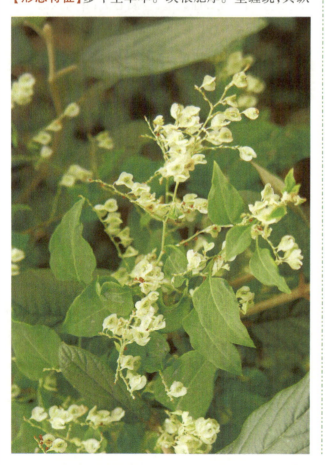

棱。叶互生,卵形或长卵形。圆锥花序顶生或腋生;苞片三角状卵形,每苞内具2~4朵花。瘦果椭圆状三棱形,黑褐色,包于宿存花被内。

【性味功效】味苦、甘、涩,性微温。生何首乌:解毒,消痈,截疟,润肠通便。制何首乌:补肝肾,益精血,乌须发,强筋骨,化浊降脂。

【古方选录】1. 生何首乌。《普济方·卷三一八》引《经验济世方》何首乌丸:何首乌一斤(赤、白色者各半,米泔浸三宿取出,用竹刀刮去皮,薄切,焙干),赤芍药四两。用法:上为细末,炼蜜为丸,如梧桐子大。每服三五十丸,食后温酒或饭饮任下,每日二次。主治:《普济方》引《经验济世方》,妇人血风久虚,风邪停滞,手足痿缓,肢体麻痹及皮肤瘙痒;五痔下血。

2. 制何首乌。《年氏集验良方·卷二》七宝丹:牛膝八两(酒浸一日,同何首乌第七次蒸至第九次,晒干),何首乌赤、白各一斤,茯苓赤、白各一斤,破故纸四两,菟丝子半斤,当归身半斤,枸杞子半斤。用法:上为细末,炼蜜为丸,如弹子大。日进三丸,早晨空心酒下,午后姜汤下,临卧盐汤送下。主治:肝肾不足,年老久病体衰,虚发早白,齿牙动摇,梦遗滑精,肾虚精少不育,腰膝酸软,崩漏带下。

【用法用量】煎服,生何首乌3~6 g,制何首乌6~12 g;或入丸、散。

【使用注意】本品生用滑肠通便,大便溏泄者忌用。制何首乌补益而兼具收敛之性,湿痰壅盛者忌用。何首乌有引致肝损害的风险,不宜长期、大量服用。

【现代研究】何首乌含蒽醌类,二苯乙烯苷类,磷脂类,酚类和黄酮类等。有抗衰老,提高免疫力,消炎,防菌,抗癌,防诱变,抗动脉粥样硬化,降血脂等作用。制何首乌尚有抗骨质疏松的作用。

8 百 合

【古籍原文】气平,味甘,无毒。主邪气腹胀心痛,利大小便,补中益气。

百合气平,禀天秋平之金气,入手太阴肺经;味甘无毒,得地中正之土味,入足太阴脾经。气降味和,阴也。

肺主气,气逆则腹胀心痛,谓之邪者,盖非其位则为邪也;气平下降,所以主之。膀胱者州都之官,津液气化则出;肺主气,而与大肠为合,脾者又为胃行津液者也;百合甘平,平则气降,气化及于州都,则小便利;甘则脾润,脾行胃之津液,则大便利也。脾为中州,补中者味甘益脾也;肺主气,益气者气平肃肺也。

制方:百合同麦冬、白芍、甘草、木通,利大小便。同知母、柴胡、竹叶,治寒热邪气,通身疼痛。同麦冬、五味、白芍、甘草,补中益气。同白芍、白茯、车前、桑皮,治皮毛浮肿。

【药物来源】为百合科植物卷丹 *Lilium lancifolium* Thunb.、百合 *Lilium brownii* F. E. Brown var. *viridulum* Baker 或细叶百合 *Lilium pumilum* DC. 的肉质鳞叶。

【形态特征】1. 卷丹:鳞茎近宽球形,鳞片宽卵形。茎高 0.8 ~ 1.5 m。叶散生,矩圆状披针形或披针形。花 3 ~ 6 朵或更多,下垂,花被披针形,反卷,橙红色,有紫黑色斑点。蒴果狭长卵形。

2. 百合:鳞茎球形,鳞片披针形。茎高 0.7 ~ 2 m。叶散生,倒披针形至倒卵形。花单生或几朵

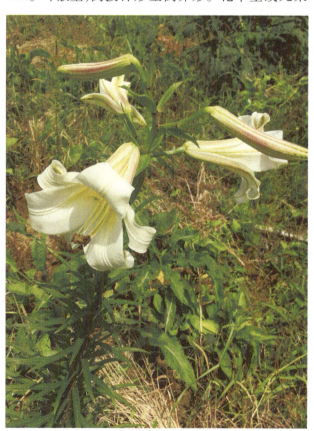

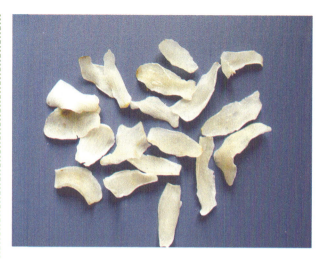

排成近伞形,喇叭形外张,乳白色,外面稍带紫色,无斑点。蒴果矩圆形,有棱,具多数种子。

3. 细叶百合:鳞茎卵形或圆锥形,鳞片矩圆形或长卵形。茎高 15 ~ 60 cm。叶散生于茎中部。花单生或数朵排成总状花序,鲜红色;花被片反卷。蒴果矩圆形。

【性味功效】味甘,性寒。养阴润肺,清心安神。

【古方选录】《圣济总录·卷六十六》百合汤:百合、人参、甘草(炙,锉)、甜葶苈(隔纸炒过)、桑根白皮(锉)、款冬花(微炒)各等分。用法:上六味,粗捣筛,每服三钱匕,水一盏,入去皮尖杏仁七枚,糯米百粒,乌梅一枚,同煎至六分,去滓,食后温服。主治:咳嗽,声嘶。

【用法用量】煎服,6 ~ 12 g;或入丸、散。亦可作食用。

【使用注意】风寒痰嗽,中焦虚寒便溏者忌服。

【现代研究】百合含甾体皂苷,多糖类,酚酸甘油酯,生物碱,黄酮,氨基酸,磷脂等。有抗肿瘤,抗抑郁,抗氧化,降血糖,抗疲劳与耐缺氧,免疫调节,消炎,抑制 Na^+/K^+-ATP 酶等作用。

9 菟丝子

【古籍原文】气平,味辛、甘,无毒。主续绝伤,补不足,益气力,肥健人。(酒蒸)

菟丝子气平,禀天秋平之金气,入手太阴肺经;味辛甘无毒,得地金土二味,入足太阴脾经、足阳明燥金胃经。气味升多于降,阳也。

其主续绝伤者,肺主津液,脾统血;辛甘能润,润则绝伤续也。肺主气,脾主血,胃者十二经之本;气平而味辛甘,则气血俱益,故补不足也。气力者得于天,充于谷;辛甘益脾胃,则食进而气力充也。脾胃为土,辛甘能润,则肌肉自肥也。

　　制方:菟丝子单服,补血。同熟地,丸,治阴损。同杜仲,丸,治阳虚。同白茯、石莲,治白浊。同麦冬,丸,治心肾不足,口干怔忡。同牛膝,治腰膝痛。

【药物来源】为旋花科植物南方菟丝子 *Cuscuta australis* R. Br. 或菟丝子 *Cuscuta chinensis* Lam. 的干燥成熟种子。

【形态特征】1. 南方菟丝子:一年生寄生草本。茎缠绕,金黄色,纤细。无叶。花序侧生,花呈小伞形或小团伞形簇生。蒴果扁球形,下半部被宿存花冠所包围,成熟时不规则开裂。通常有4粒种子。

　　2. 菟丝子:一年生寄生草本。茎缠绕,黄色,纤细。无叶。花序侧生,花呈小伞形或小团伞簇生。蒴果球形,几乎全被宿存花冠所包围,成熟时整齐周裂。种子2~49粒。

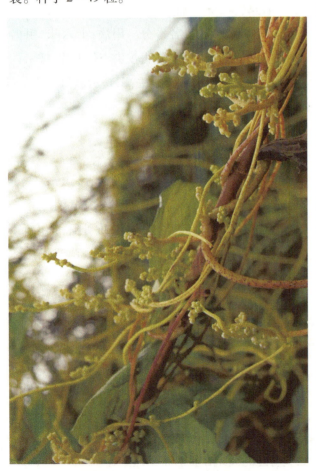

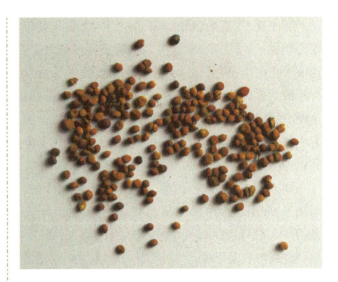

【性味功效】味辛、甘,性平。补益肝肾,固精缩尿,安胎,明目,止泻。外用消风祛斑。

【古方选录】《圣济总录·卷九十二》菟丝子丸:菟丝子(酒浸,别捣)、鹿茸(去毛,酥炙)、肉苁蓉(酒浸,去皱皮,切,焙)、五味子各二两。用法:上四味,捣罗为末,醋煮面糊为丸,如梧桐子大。每服五十丸,空心米饮下。主治:虚劳小便利(注:指虚劳,小便利而多)。

【用法用量】煎服,6~12 g;或入丸、散。外用适量。

【使用注意】阴虚火旺、大便燥结、小便短赤者不宜使用。

【现代研究】菟丝子含山奈酚、紫云英苷等黄酮类,多糖类,生物碱类,萜类,甾体类等。有抗衰老,增强精子活力,增强免疫力,降血压,保肝明目,抗骨质疏松,促进黑色素生成等作用。

10　淫羊藿(仙灵脾)

【古籍原文】气寒,味辛,无毒。主阴痿绝伤,茎中痛,利小便,益气力,强志。(羊脂拌炒)

　　淫羊藿气寒,禀天冬令之水气,入足少阴肾经;味辛无毒,得地润泽之金味,入手太阴肺经。气味降多于升,阴也。

　　阴者宗筋也,水不制火,火热则筋失其刚性而痿矣;淫羊藿入肾而气寒,寒足以制火而痿自愈也。绝伤者,阴绝而精伤也,气寒益水;味辛能润,润则阴精充也。茎,玉茎也,痛者火郁于中也,热者清之以寒,郁者散之以辛,所以主茎中痛也。小便气化乃出,辛寒之品,清肃肺气,故利小便。肺主气,肾统气,寒益肾,辛润肺,故益气力也。气力既益,内养刚大,所以强志,盖肾藏志也。

制方:淫羊藿浸酒,治偏风不遂,水涸腰痛。同五味、覆盆,丸,治三焦咳嗽。专为末,泡汤漱,治牙痛。

【药物来源】为小檗科植物淫羊藿 *Epimedium brevicornu* Maxim.、箭叶淫羊藿 *Epimedium sagittatum* (Sieb. et Zucc.) Maxim.、柔毛淫羊藿 *Epimedium pubescens* Maxim. 或朝鲜淫羊藿 *Epimedium koreanum* Nakai 的干燥叶。

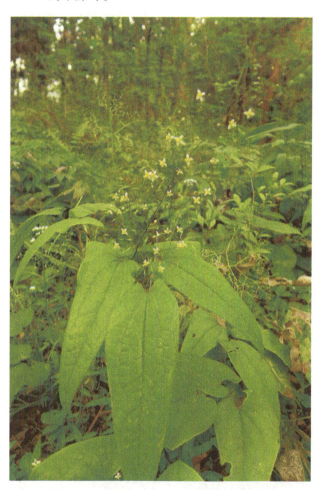

【形态特征】1. 淫羊藿:多年生草本。根状茎粗短,须根多数。茎直立,有棱。二回三出复叶,具9片小叶,纸质,卵形,先端尖,基部深心形,背面光滑或疏生少数柔毛,叶缘具刺齿。圆锥花序顶生,具20～50朵花。蒴果,宿存花柱喙状。

2. 箭叶淫羊藿:特点是一回三出复叶,小叶3片,革质,卵状披针形,基部高度偏斜。

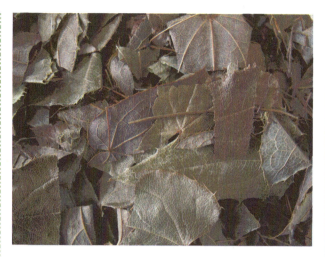

3. 柔毛淫羊藿:特点是一回三出复叶,小叶3片,革质,小叶柄疏被柔毛,背面密被绒毛。圆锥花序,具30～100朵花。蒴果长圆形。

4. 朝鲜淫羊藿:特点是根状茎横走。复叶具小叶9片,小叶较大,叶片较薄。总状花序顶生。蒴果狭纺锤形。种子6～8粒。

【性味功效】味辛、甘,性温。补肾壮阳,强筋骨,祛风湿。

【古方选录】《太平圣惠方·卷二十一》仙灵脾浸酒:仙灵脾(好者)一斤。用法:上细锉,以生绢袋盛,于不津器(津:渗滴之意,古做动词用。不津指不渗漏的意思)中,用无灰酒二斗浸之,以厚纸重重密封,不得通气。春、夏三日,秋、冬五日后,旋开取。每日随性暖饮之,常令醺醺,不得大醉。若酒尽,再合服之。主治:偏风,手足不遂,皮肤不仁。《寿世保元》:治一切冷风老气,丈夫绝阳不起,女子绝阴无子,老人昏耄健忘。

【用法用量】煎服,6～10 g;浸酒、熬膏,或入丸、散。

【使用注意】阴虚火旺者不宜使用。

【现代研究】淫羊藿含淫羊藿苷、淫羊藿次苷Ⅰ及Ⅱ等多种黄酮类活性成分;尚含生物碱,木脂素类,多糖类,酚苷类,有机酸等。有促性腺,抗骨质疏松,增强免疫力,扩张血管,抗肿瘤等作用。

11 巴戟天

【古籍原文】气微温,味辛、甘,无毒。主大风邪气,阴痿不起,强筋骨,安五脏补中,增志益气。(酒焙)

巴戟天气微温,禀天春升之木气,入足厥阴肝经;味辛、甘无毒,得地金土二味,入足阳明燥金胃经。气味俱升,阳也。

风气通肝,巴戟入肝,辛甘发散,主大风邪气,散而泻之也。阴者宗筋也,宗筋属肝,痿而不起,则肝已全无鼓动之阳矣;巴戟气温益阳,所以主之。盖巴戟治阳虚之痿,淫羊藿治阴虚之痿也。肝主筋,肾主骨;辛温益肝肾,故能强筋骨也。胃者五脏之原,十二经之长;辛甘入胃,温助胃阳,则五脏皆安也。胃为中央土,土温则中自补矣。肾统气而藏志;巴戟气温益肝,肝者敢也,肝气不馁,则不耗肾,而志气增益也。

制方:巴戟天同五味、苁蓉、山萸、鹿茸、柏仁、杞子、补骨脂,治阴痿。同鹿角、柏仁、天冬、远志、莲须、覆盆、黄柏,治夜梦鬼交泄精。同熟大黄,治饮酒人脚软。

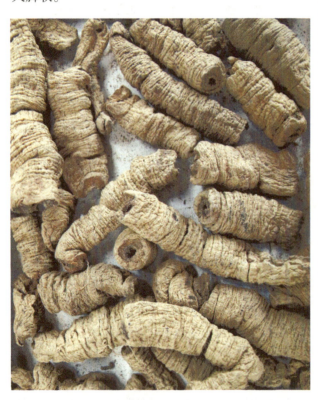

【药物来源】为茜草科植物巴戟天 *Morinda officinalis* How 的干燥根。

【形态特征】多年生木质藤本。肉质根不定位肠状缢缩,根肉略呈紫红色,干后紫蓝色。茎具棱。叶薄,纸质。头状花序具花4～10朵,白色。核果熟时红色,扁球形或近球形。种子黑色,略呈三棱形。

【性味功效】味甘、辛,性微温。补肾阳,强筋骨,祛风湿。

【古方选录】《医方类聚·卷十》引《简要济众方》巴戟天丸(别名巴黄丸):巴戟天(粳米同炒微黄,去心)一分,川大黄(锉碎,微炒)一两。用法:上为末,炼蜜为丸,如梧桐子大。每服二十丸,腊茶送下,不拘时候,一日三次,以利为度。如未利,宜频服。主治:肾脏实热,风毒上攻,头面虚肿,下注脚膝沉重,行履艰难;脚气由于酒毒危甚者。

【用法用量】煎服,3～10 g;或入丸、散。

【使用注意】阴虚火旺者不宜使用。

【现代研究】巴戟天含甲基异茜草素等蒽醌类,环烯醚萜类,水晶兰苷、耐斯糖、1F－果呋喃糖基耐斯糖等低聚糖类等。有消炎,抗疲劳,抗衰老,抗氧化,抗抑郁,调节免疫力,抗病毒等作用。

12　肉苁蓉

【古籍原文】气微温,味甘,无毒。主五劳七伤,补中,除茎中寒热痛,养五脏,强阴,益精气,多子,妇人症瘕。久服轻身。(洗去甲用)

肉苁蓉气微温,禀天春升之木气,入足厥阴肝经;味甘无毒,得地中正之土味,入足太阴脾经;色黑而润,制过味咸,兼入足少阴肾经。气味俱浊,降多于升,阴也。填精益髓,又名黑司命。

五劳者,劳伤五脏之真气也;劳者温之,苁蓉气温,所以治劳也。七伤者,食伤、忧伤、饮伤、房室伤、饥伤、劳伤、经络营卫气伤之七伤也,七者皆伤真阴;肉苁蓉甘温滑润,能滋元阴之不足,所以主之也。中者阴之守也,甘温益阴,所以补中。茎,玉茎也,寒热

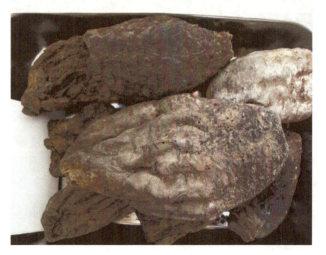

痛者,阴虚火动,或寒或热而结痛也;苁蓉滑润,滑以去着,所以主之。五脏藏阴者也,甘温润阴,故养五脏。阴者宗筋也,宗筋属肝,肝得血则强;苁蓉甘温益肝血,所以强阴,色黑入肾,补益精髓,精足则气充,故益精气。精气足则频御女,所以多子也。妇人症瘕,皆由血成,苁蓉温滑而咸,咸以软坚,滑以去着,温以散结,所以主之也。久服,肝脾肾精充足,所以身轻也。

　　制方:肉苁蓉同白胶、杜仲、地黄、当归、麦冬,治妇人不孕。同人参、鹿茸、牡狗茎、白胶、杜仲、补骨脂,治阳痿及老人阳衰,一切肾虚腰痛,兼令人有子。同黄芪,治肾气虚。同北味,丸,治水泛成痰。同鹿茸、山药、白茯,丸,治肾虚白浊。同沉香、脂麻,丸,治汗多便闭。同山萸、北味,丸,治消中易饥。专用二三两白酒煎服,治老人便闭。同山药、杞子、山萸、北味、黄芪、归身,治肾燥泄泻。同白芍、甘草、黄芩、红曲,治痢。

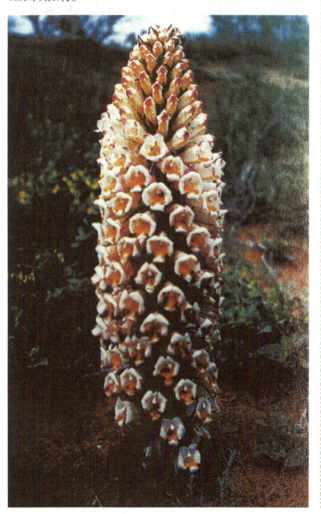

【药物来源】为列当科植物肉苁蓉 *Cistanche deserticola* Y. C. Ma 或管花肉苁蓉 *Cistanche tubulosa*（Schenk）Wight 的带鳞叶的干燥肉质茎。

【形态特征】1. 肉苁蓉:高大草本,高达 160 cm,大部分地下生。茎肉质,不分枝或自基部分 2～4 枝,下部直径可达 5～10 cm。叶宽卵形。穗状花序,花冠筒状钟形。蒴果卵球形。种子椭圆形。

　　2. 管花肉苁蓉:植株高至 100 cm,地上部分高 30～35 cm。茎不分枝,基部直径 3～4 cm。叶乳白色,三角形。穗状花序,花萼筒状。蒴果长圆形。种子多数,近圆形。

【性味功效】味甘、咸,性温。补肾阳,益精血,润肠通便。

【古方选录】《太平圣惠方·卷九十七》肉苁蓉臛:肉苁蓉(酒浸一宿,刮去皱皮)一两,葱白(去须切)三茎,糯米一两,羊肉三两。用法:上将苁蓉、羊肉细末,和末糁及葱,都依寻常法,煮着盐、醋、椒酱五味调和,空腹食之。主治:脏腑虚损,四肢乏弱,不欲饮食。

【用法用量】煎服,6～10 g;或入丸、散。

【使用注意】阴虚火旺、热结便秘、大便溏泻者不宜服用。

【现代研究】肉苁蓉含松果菊苷等苯乙醇苷类,环烯醚萜类,木脂素类,多糖类,生物碱,糖醇等。有提高免疫力,抗衰老,改善记忆损害,镇痛,消炎,促进创伤愈合,保护缺血心肌,抗肝炎等作用。

13 地黄(干地黄、生地黄)

【古籍原文】气寒,味甘,无毒。主伤中,逐血痹,填骨髓,长肌肉,作汤除寒热积聚,除痹,疗折跌绝筋。久服轻身不老,生者尤良。

　　地黄气寒,禀天冬寒之水气,入足少阴肾经;味甘无毒,得地中正之土味,入足太阴脾经。气味重浊,阴也。

　　阴者中之守也,伤中者,守中真阴伤也;地黄甘寒,所以主之。痹者血虚不运,而风寒湿凑之,所以麻木也;地黄味甘益脾,脾血润则运动不滞,气寒益肾,肾气充则开合如式,血和邪解而痹瘳矣。肾主

【药物来源】为姜科植物温郁金 *Curcuma wenyujin* Y. H. Chen et C. Ling、姜黄 *Curcuma longa* L.、广西莪术 *Curcuma kwangsiensis* S. G. Lee et C. F. Liang 或蓬莪术 *Curcuma phaeocaulis* Val. 的干燥块根。前两者分别习称"温郁金"和"黄丝郁金",其余按性状不同习称"桂郁金"或"绿丝郁金"。

【形态特征】1. 温郁金:多年生草本,高至 160 cm。主根茎陀螺状,侧根茎指状。须根细长,末端膨大成纺锤形块根。叶宽椭圆形。穗状花序圆柱状,先叶于根茎处抽出。蒴果球形。种子小。

2. 姜黄:多年生草本,高至 150 cm。根茎发达,分枝多,呈椭圆形,极香。根粗壮,末端膨大成块根。叶基生,长圆形或椭圆形。穗状花序圆柱状。蒴果球形。种子小。

3. 广西莪术:多年生草本,高至 110 cm。根茎卵球形。须根末端膨大成纺锤形块根,断面白色。叶基生,长椭圆形。穗状花序圆柱形,从根茎先叶或与叶同时抽出。蒴果球形。

4. 蓬莪术:多年生草本,高约 1 m。根茎圆柱形,具樟脑般香味。根细长或末端膨大成肉质纺锤形块根。叶基生,4～7 片。穗状花序圆柱状,从根茎中抽出。蒴果球形。

【性味功效】味辛、苦,性寒。活血止痛,行气解郁,清心凉血,利胆退黄。

【古方选录】《丹溪心法·卷二》,名见《李氏医鉴·卷八》郁金散:郁金末。用法:加姜汁、童便服。主治:呕血、衄血。

【用法用量】煎服,3～10 g;或入丸、散。

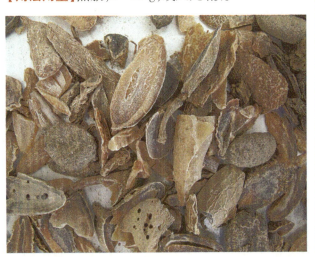

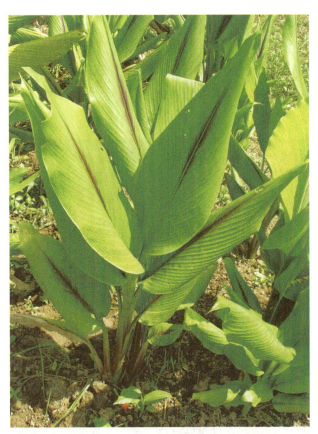

【使用注意】不宜与丁香、母丁香同用。阴虚失血及无气滞血瘀者不宜使用。孕妇慎用。

【现代研究】郁金含挥发油类,姜黄素类,萜类,多糖类,生物碱,甾醇类等。有促进血液循环,抗肿瘤,保肝,抗氧化,消炎,镇痛解热,终止妊娠与抗早孕等作用。

43 款冬花

【古籍原文】气温,味辛,无毒。主咳逆上气,善喘,喉痹,诸惊痫,寒热邪气。

款冬气温,禀天春和之木气,入足厥阴肝经;味辛无毒,得地西方润泽之金味,入手太阴肺经。气味俱升,阳也。

肺金主气,气逆则火乘金,而咳逆上气气喘矣;其主之者,味辛润肺,气温宣通,则肺金下降之令行而诸症平也。喉痹者,火结于喉而闭塞也,喉亦属肺;款冬辛温通肺,故并主喉痹也。诸惊痫寒热邪气者,惊有虚实之别,痫有五脏之分,其类不一,所以邪气亦有寒热之殊也,其主之者,以其邪虽有寒热之殊,然皆厥阴肝木气逆火炎之证;款冬辛温,温能达肝,辛能降气,气降火平,邪气退矣。

制方:款冬同麻黄、杏仁、桑皮、甘草,治寒郁气喘。同百合,煎膏,名百花膏,治痰咳有血。

【药物来源】为菊科植物款冬 *Tussilago farfara* L. 的干燥花蕾。

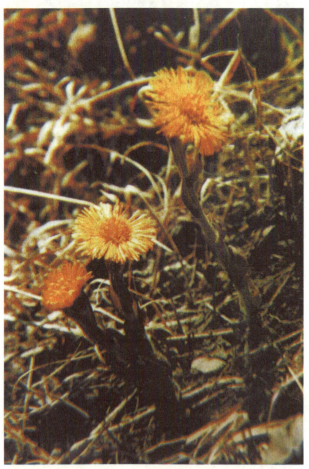

【形态特征】多年生草本。根茎褐色,横生地下。叶花期过后由根部生出,宽心形或肾形。冬春之间抽出花葶数条。头状花序顶生,鲜黄色,初时直立,花后下垂。瘦果圆柱形,具纵棱,冠毛白色。

【性味功效】味辛、微苦,性温。润肺下气,止咳化痰。

【古方选录】《圣济总录·卷六十六》款冬花丸:款冬花、麻黄(不去根节)、甘草(生)、杏仁(不去皮尖)各一两。用法:上为末,炼蜜为丸,如樱桃大。每服一丸,含化。功用:款肺气,化痰涎。主治:寒壅咳嗽,语声不出。

【用法用量】煎服,5~10 g;熬膏或入丸、散。外感暴咳宜生用,内伤久咳宜炙用。

【使用注意】阴虚劳嗽者不宜使用。

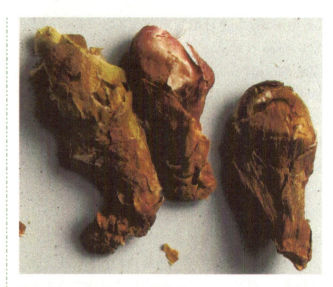

【现代研究】款冬含槲皮素等黄酮类,款冬酮、款冬二醇等萜类,酚酸类,生物碱类,挥发油类,款冬多糖等。有止咳,祛痰,平喘,消炎,抗菌,抗肿瘤,抗结核,保护神经,减肥等作用。

44 旋覆花

【古籍原文】气温,味咸,有小毒。主积气,胁下满,惊悸,除水,去五脏间寒热,补中,下气。

旋覆气温,禀天春和之木气,入足厥阴肝经;味咸有小毒,得地北方阴惨之水味,入足少阴肾经。气味降多于升,阴也。

温能散积,咸能软坚,故主结气胁下满也。水气乘心则惊悸,咸温下水,所以并主惊悸也。去五脏间寒热者,五脏藏阴者也,痰蓄五脏,则寒不藏而寒热矣;咸温可以消痰,所以去寒热也。补中者,中为脾胃,水行痰消,则中宫脾胃受补也。下气者,咸性润下也。因有小毒,所以服之必烦也。

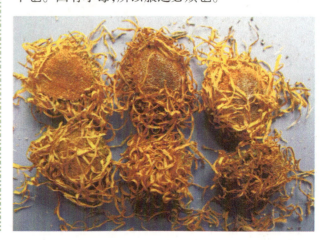

制方:旋覆同人参、半夏、代赭石、甘草、生姜、大枣,治伤寒汗下后,心下痞坚,噫气不除。

【药物来源】为菊科植物旋覆花 *Inula japonica* Thunb. 或欧亚旋覆花 *Inula britanica* L. 的干燥头状花序。

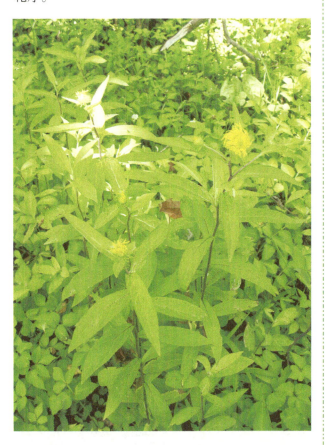

【形态特征】1. 旋覆花:多年生草本。根茎短,横走,须根粗壮。茎单生或簇生,全部有叶。基部叶小,中部叶长圆状披针形,上部叶渐狭小。头状花序排成疏散的伞房状。瘦果圆柱形,具10条沟。

2. 欧亚旋覆花:多年生草本。根茎短,横走。茎单生或簇生,基部常有不定根,全部有叶。叶长椭圆形或披针形。头状花序1~5个,生于茎端或枝端。瘦果圆柱形,有浅沟。

【性味功效】味苦、辛、咸,性微温。降气,消痰,行水,止呕。

【古方选录】《产科发蒙·卷二》旋覆半夏汤:旋覆花、半夏、茯苓、青皮。用法:水煎,温服。主治:痰饮在胸膈呕不止,心下痞硬者。

【用法用量】煎服,3~9 g,入汤剂宜包煎。

【使用注意】阴虚劳嗽,津伤燥咳者忌用;又因本品有绒毛,易刺激咽喉作痒而致呛咳呕吐,故须布包入煎。

【现代研究】旋覆花含芦丁、小檗碱等黄酮类,挥发油类,多糖类,三萜和甾体,旋覆花内酯等。有抗氧化,抗肿瘤,抗增生,消炎,预防肝炎,抗真菌,抗便秘,降血糖,镇咳祛痰等作用。

45 藿香(广藿香)

【古籍原文】气微温,味辛甘,无毒,主风水毒肿,去恶气,止霍乱,心腹痛。

藿香气微温,禀天初春之木气,入足少阳胆经、足厥阴肝经;味辛甘无毒,得地金土之二味,入手太阴肺经、足太阴脾经。气味俱升,阳也。

风水毒肿者,感风邪湿毒而肿也;其主之者,风气通肝,温可散风,湿毒归脾,甘可解毒也。恶气,邪恶之气也,肺主气,辛可散邪,所以主之。霍乱,脾气不治挥霍扰乱也,芳香而甘,能理脾气,故主之也。心腹亦脾肺之分,气乱于中则痛,辛甘而温,则通调脾肺,所以主之也。

制方:藿香同香附,末,升降诸气。同陈皮,治霍乱。同滑石、丁香,治夏月吐泻。同香附、甘草,治胎气不安。同白茯、半夏,治风水毒肿。

【药物来源】为唇形科植物广藿香 *Pogostemon cablin* (Blanco) Benth. 的地上部分。

【形态特征】多年生芳香草本或半灌木。茎直立,高0.3~1 m,四棱形,分枝,被绒毛。叶对生,卵圆形,草质,两面被绒毛。轮伞花序密集,成顶生及腋生的假穗状花序。小坚果近球形,稍压扁。

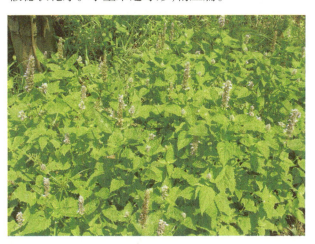

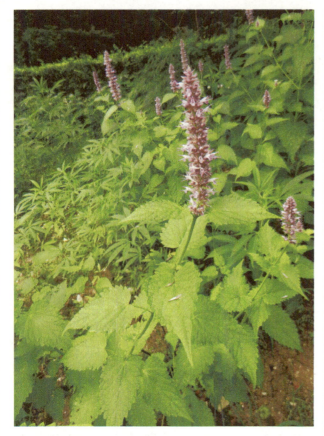

【性味功效】味辛,性微温。芳香化湿,和中止呕,发表解暑。

【古方选录】《医方类聚·卷一〇八》引《施圆端效方》藿香玉液散:丁香一钱,桂府滑石(烧)四两,藿香二钱。用法:上为极细末。每服二钱,小儿半钱,清米饮调下,温冷服。大人霍乱吐泻,水打腊茶调下二钱立效。主治:诸呕逆吐泻,或霍乱不安,及伤寒疟病前后呕逆吐秽,躁不得眠,腹胀,或小便赤涩,大便泻,躁渴闷乱。

【用法用量】煎服,3~10 g,鲜者加倍,不宜久煎;或入丸、散。

【使用注意】阴虚血燥者不宜使用。

【现代研究】广藿香含广藿香酮、广藿香醇等挥发油类,黄酮类,甾醇类,萜类等。有保护胃肠道,抗病原微生物,消炎,镇痛,解热,镇吐,止咳,通便,抗氧化,抗肿瘤,调节免疫系统等作用。

46　前　胡

【古籍原文】气微寒,味苦,无毒。主痰满,胸胁中痞,心腹结气,风头痛,去痰下气,治伤寒寒热,推陈致新,明目益精。

前胡气微寒,禀天初冬寒水之气,入足太阳膀胱经;味苦无毒,得地南方之火味,入手少阴心经。气味俱降,阴也。

胸者肺之部也,心火刑肺,则肺之津液不下行,郁于胸中而成痰矣;前胡味苦清心火,所以主痰满胸也。人身之气,左升右降,心火乘肺,肺不能降,则升亦不升而胁中痞矣;前胡味苦气寒,清心降气,肺气降,则升者亦升,而痞愈矣。心腹结气,邪热之气结于心腹也;寒能下气,苦能散结,所以主之。风头痛,伤风而头痛也,风为阳邪,苦寒抑阳,故止头痛。去痰下气,清心宁肺之功也。伤寒寒热,乃阳盛阴虚之风热证也,苦寒清热,所以治之。苦寒之味,行秋冬肃杀之令,所以推陈致新,盖陈者去而新者方来也。味苦清火,所以明目;气寒助阴,所以益精也。

制方:前胡同杏仁、甘草、桑皮、桔梗,治热喘下气。同花粉、归身、甘草、黄芩,治伤寒寒热。同甘菊、丹皮,治风热目疼。

【药物来源】本品为伞形科植物白花前胡 *Peucedanum praeruptorum* Dunn 的干燥根。

【形态特征】多年生草本。根茎粗壮。根圆锥形,末

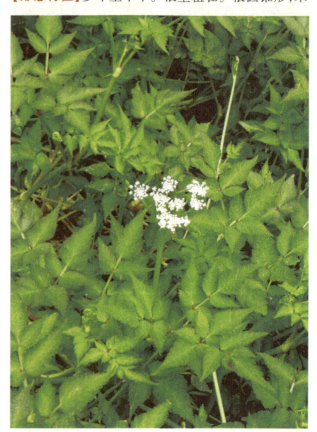

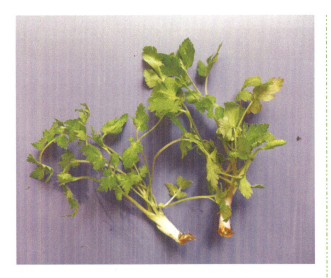

端细瘦，分叉。茎直立。基生叶与下部叶纸质，宽卵形或三角状卵形，三出二至三回分裂。复伞形花序。果实卵圆形，背棱线形，侧棱呈翅状。

【性味功效】味苦、辛，性微寒。降气化痰，散风清热。

【古方选录】《圣济总录·卷六十一》前胡汤：前胡（去苗）一两半，赤茯苓（去黑皮）二两，甘草（炙，锉）一两，杏仁（汤浸，去皮尖双仁，炒）二七枚。用法：上为粗末。每服三钱匕，水一盏，煎至六分，去滓，空心温服。主治：胸痹。胸中气满塞，短气。

【用法用量】煎服，3～10 g；或入丸、散。

【使用注意】气虚血少，阴虚火炽所致结痰咳喘者不宜使用。

【现代研究】前胡含白花前胡甲素、乙素、丙素、丁素等香豆素类，皂苷类，挥发油类，萘醌类，甾醇类等。有祛痰，镇咳，平喘，消炎，解痉，镇静，抗氧化，抗心肌缺血，保护心血管等作用。

47 羌 活

【古籍原文】气平，味苦、甘，无毒。主风寒所击金疮止痛，奔豚，痃痉，女子疝瘕。久服轻身耐老。（一名独活）

羌活气平，禀天秋燥之金气，入手太阴肺经；味苦甘无毒，得地南方中央火土之味，入手少阴心经、足太阴脾经。气味降多于升，阴也。

其主风寒所击金疮止痛者，金疮为风寒所击，则血气壅而不行，其痛更甚矣；羌活苦能泄、甘能和，

入肺解风寒，所以风血行而痛止也。奔豚者，肾水之邪，如豚奔突而犯心也；苦可燥湿，甘可伐肾，所以主之。痃者风症也，痉者湿流关节之症也；羌活气平，可以治风，味苦可以燥湿，故止痃痉也。女子疝瘕，多经行后血假风湿而成；羌活平风燥湿，兼之气雄，可以散血也。久服则脾湿散，所以轻身；心血和，所以耐老；皆味甘苦之功也。

制方：羌活同麦冬、前胡、黄芩、甘草，治太阳疫证。同白术、苍术、秦艽、生地、苡仁、木瓜、石斛、黄柏，治下部湿热。同生地、赤芍、甘草、丹皮、石膏，治风热牙疼。

【品种考辨】本书以"羌活"为条目之名，因"经解""制方"所论的"解风寒""治太阳疫证""治风热牙疼"皆偏羌活功效主治，又依专家学者本草考证谓《神农本草经》独活包含现今"独活""羌活"两种，故守条目名，录羌活于下。

【药物来源】为伞形科植物羌活 *Notopterygium incisum*

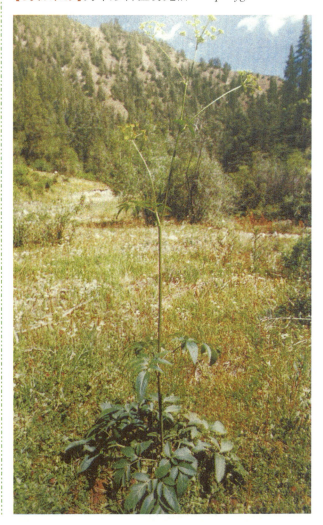

Ting ex H. T. Chang 或宽叶羌活 *Notopterygium franchetii* H. de Boiss. 的干燥根茎和根。

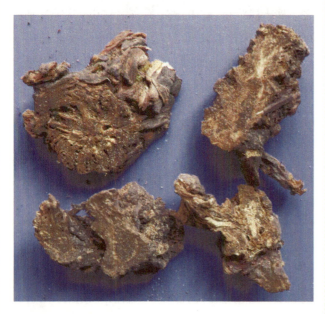

【形态特征】1. 羌活：多年生草本，高 60～120 cm，根茎粗壮，伸长呈竹节状。根颈部有枯萎叶鞘。茎直立，中空。叶为三回三出羽状复叶。复伞形花序，花多数，白色。分生果长圆状，背腹稍压扁。

　　2. 宽叶羌活：多年生草本，高 80～180 cm。根茎发达，基部多残留叶鞘。茎直立，中空。叶大，二至三回三出羽状复叶。复伞形花序顶生和腋生，花淡黄色。分生果近圆形，背腹稍压扁。

【性味功效】味辛、苦，性温。解表散寒，祛风除湿，止痛。

【古方选录】《兰室秘藏·卷上》选奇汤：炙甘草（夏月生用）、羌活、防风各三钱，酒黄芩一钱（冬月不用。如能食，热痛者，倍加之）。用法：上㕮咀，每服五钱，以水二盏，煎至一盏，去滓。食后服。主治：风热挟痰上壅，头痛眩晕，眉棱骨痛。①《兰室秘藏》：眉痛不可忍。②《内科摘要》：风热上壅，头目眩晕。

【用法用量】煎服，3～10 g；或入丸、散。

【使用注意】阴虚血热者忌用。因本品服用量大易致呕，故脾胃虚弱者不宜服用。

【现代研究】羌活含羌活醇、异欧前胡素等香豆素类，聚炔炔类，倍半萜类，酚酸类，甾体、黄酮、挥发油等。有镇痛，消炎，抗过敏，增加脑血流量，抗血栓形成，抗心肌缺血等作用。

48　升　麻

【古籍原文】气平微寒，味苦甘，无毒。主解百毒，杀百精老物殃鬼，辟瘟疫瘴气邪气，蛊毒入口皆吐出，中恶腹痛，时气毒疠，头痛寒热，风肿诸毒，喉痛口疮。久服不夭，轻身长年。

升麻气平微寒，禀天秋平冬寒金水之气，入手太阴肺经、足太阳膀胱经、手太阳小肠经；味苦甘无毒，得地南方中央火土之味，入手少阴心经；味苦则燥，入足阳明胃经。气味轻清，阳也。

其解百毒者，气平而寒，味甘而苦，能清能和，所以解毒也。其杀百精老物殃鬼者，升麻禀平寒之气，则得清阳通达之性，能破幽暗，制精鬼也。瘟疫、瘴气、邪气，皆天地郁塞熏蒸之气也；平寒能清，苦能泄，甘能和，所以能辟之也。蛊毒，阴恶败坏之毒，甘苦之味，能和能解，故药入口，蛊即吐出也。其主中恶腹痛者，甘能解毒，苦能泄邪也。其主时气毒疠头痛者，甘平和毒，苦寒清热，平苦又燥湿也。其主寒

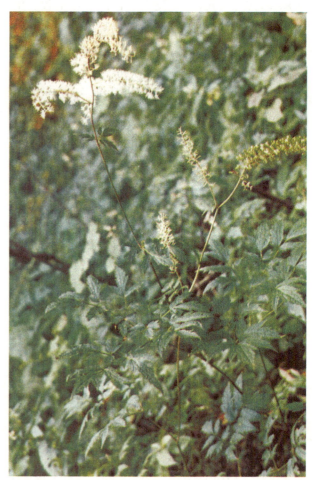

热风肿诸毒者,平甘以和之,寒苦以清之,入膀胱,能散寒热风肿也。喉痛口疮,火郁于上也;其主之者,苦寒之味,火郁发之也。久服不夭,轻身长年者,升麻为阴中之阳,能升阳气于至阴之下,阴精所奉,其人寿也。盖必佐补药,方可久服耳。

制方:升麻同葱白,散阳明风邪。同石膏,止阳明齿痛。同葛根、白芍、甘草,名升麻葛根汤,治阳明之热邪,及癍疹。同人参、莲子,治噤口痢。同石膏、知母、麦冬、竹叶,治阳明经风热。同川连、红曲、滑石、白芍、甘草,治痢。

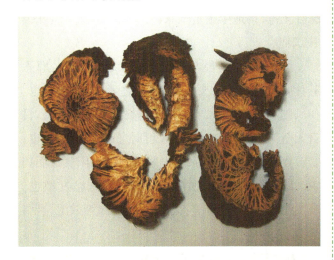

【药物来源】为毛茛科植物大三叶升麻 *Cimicifuga heracleifolia* Kom.、兴安升麻 *Cimicifuga dahurica* (Turcz.) Maxim. 或升麻 *Cimicifuga foetida* L. 的干燥根茎。

【形态特征】1. 大三叶升麻:多年生草本,高 1 m 或更高。根茎粗壮,表面黑色,有多数圆洞状茎痕,多须根。茎直立。二回三出复叶。复总状花序。蓇葖果 3~5 颗。种子四周生膜质鳞翅。

2. 兴安升麻:多年生草本,雌雄异株,高达 1 m余。根茎粗壮,弯曲,黑色,有明显的洞状茎痕,多须根。茎直立,微有纵槽。二回或三回三出复叶。圆锥状复总状花序。蓇葖果 5 颗。

3. 升麻:多年生草本,高 1~2 m。根茎粗壮,呈不规则块状,黑色,有圆洞状茎痕。茎直立,分枝。二至三回三出羽状复叶。复总状花序具分枝 3~20条。蓇葖果长矩圆形,密被伏毛。

【性味功效】味辛、微甘,性微寒。发表透疹,清热解毒,升举阳气。

【古方选录】《太平惠民和剂局方·卷二》升麻葛根汤:升麻、白芍药、甘草(炙)各十两,葛根十五两。用法:上为粗末。每服三钱,用水一盏半,煎取一中盏,去滓,稍热服,不拘时候,一日二三次。以病气去,身清凉为度。主治:伤寒、中风、瘟疫,发热恶寒,头疼身痛,目痛鼻干;疮疹初发未发;阳明下痢;及牙痛、腮肿、喉痛。

【用法用量】煎服,3~10 g;或入丸、散。

【使用注意】麻疹已透,阴虚火旺,阴虚阳浮,喘满气逆者忌服。

【现代研究】升麻含异阿魏酸、升麻酸等酚酸类,三萜类及其苷类、色酮类、生物碱类、单萜类、糖类、挥发油、甾醇等。有消炎,抑菌,抗病毒,抗骨质疏松,抗氧化,抗肿瘤,抗抑郁等作用。

49 川 芎

【古籍原文】气温,味辛,无毒。主中风入脑头痛,寒痹筋挛,缓急金疮,妇人血闭无子。

川芎气温,禀天春和之木气,入足厥阴肝经;味辛无毒,得地西方之金味,入手太阴肺经。气味俱升,阳也。

风为阳邪而伤于上,风气通肝,肝经与督脉会于巅顶,所以中风,风邪入脑头痛也;其主之者,辛温能散也。寒伤血,血涩则麻木而痹,血不养筋,筋急而挛;肝藏血而主筋,川芎入肝而辛温,则血活而筋舒,痹者愈而挛者痊也。缓急金疮,金疮失血,则筋时缓时急也;川芎味辛则润,润可治急,气温则缓,缓可治缓也。妇人禀地道而生,以血为主,血闭不通,则不

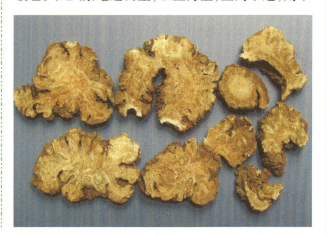

生育;川芎入肝,肝乃藏血之脏,生发之经,气温血活,自然生生不已也。

　　制方:川芎同白芍、归身、生地,名四物汤,治血虚。同甘菊、归身、生地、白芍、甘草,治血虚头痛。同归身、桂心、牛膝,治子死腹中。同续断、生地、白胶、杜仲、山萸、北味、人参、黄芪、枣仁,治血崩不止。

【药物来源】为伞形科植物川芎 *Ligusticum chuanxiong* Hort. 的干燥根茎。

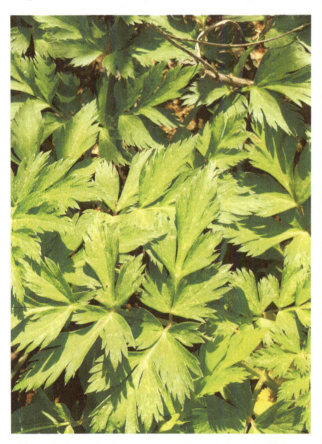

【形态特征】多年生草本,高 40～60 cm。根茎呈不规则结节状拳形团块,具浓烈香气。茎直立,圆柱形,具纵条纹。叶互生,二至三回奇数羽状复叶。复伞形花序顶生或侧生,花白色。双悬果卵形。

【性味功效】味辛,性温。活血行气,祛风止痛。

【古方选录】《普济方·卷八十五》引《德生堂方》川芎散:甘菊花、川芎、荆子各一两,薄荷二两。用法:上为细末。每服二钱,加生葱三寸,熬黑豆水,入茶末少许,食后调服。主治:初患发眼风,头疼。

【用法用量】煎服,3～10 g;或入丸、散。

【使用注意】阴虚阳亢之头痛,阴虚火旺,月经过多者,出血性疾病患者均不宜使用。孕妇慎用。

【现代研究】川芎含川芎嗪等生物碱类,苯酞类,萜烯类,阿魏酸等酚酸类,有机酸类,多糖类等。有改善血流量,抗氧化,消炎,抗肿瘤,抗血小板聚集,抗血栓形成,保护神经等作用。

50　防风

【古籍原文】气温,味甘,无毒。主大风头眩痛,恶风风邪,目盲无所见,风行周身,骨节疼痛。久服轻身。

　　防风气温,禀天春和风木之气,入足厥阴肝经;味甘无毒,得地中正之土味,入足太阴脾经。气味俱升,阳也。

　　肝为风木,其经与督脉会于巅顶,大风之邪入肝,则行于阳位,故头眩痛;其主之者,温以散之也。伤风则恶风,恶风风邪,在表之风也;肝开窍于目,目盲无所见,在肝经之风也;风行周身,在经络之风也;骨节疼痛,风在关节而兼湿也,盖有湿则阳气滞而痛也。皆主之者,风气通肝,防风入肝,甘温发散也。脾主肌肉,湿则身重矣,久服轻身者,风剂散湿,且引清阳上达也。

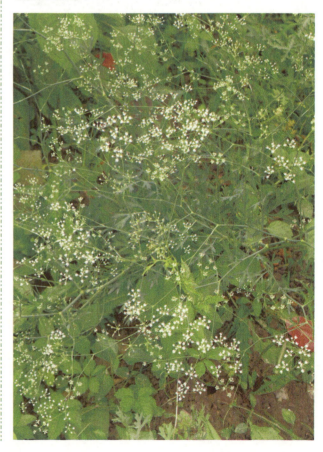

制方：防风同白芍、黄芪，治表虚自汗。同荆芥、白芷、生地、地榆、黄芪，治破伤风。

【药物来源】 为伞形科植物防风 *Saposhnikovia divaricata*（Trucz.）Schischk. 的干燥根。

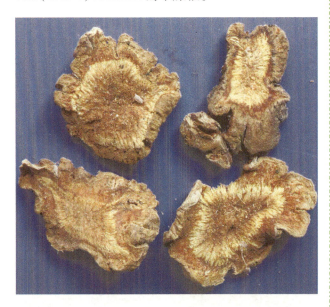

【形态特征】 多年生草本。根粗壮，圆柱形，有分枝，淡黄棕色。根头密被褐色纤维状叶柄残基及明显环纹。茎单生，有细棱。叶卵形。复伞花序顶生。双悬果幼时有疣状突起，熟时平滑。

【性味功效】 味辛、甘，性微温。解表祛风，胜湿止痛，止痉。

【古方选录】《太平圣惠方·卷二十二》防风散：防风（去芦头，微炒）一两，地龙（微炒）二两，漏芦二两。用法：上为细散。每服二钱，以温酒调下，不拘时候。主治：白虎风，走转疼痛，两膝热肿。

【用法用量】 煎服，5～10 g；或入丸、散。

【使用注意】 阴血亏虚，热盛动风者不宜使用。

【现代研究】 防风含5-O-甲基维斯阿米醇苷、升麻素苷等色原酮类，挥发油，香豆素类，多糖类，有机酸类，聚乙炔类等。有解热，镇痛，消炎，抗菌，抗肿瘤，提高免疫力，抗过敏等作用。

51 葛 根

【古籍原文】 气平，味甘、辛，无毒。主消渴，身大热，呕吐，诸痹，起阴气，解诸毒。（葛谷）气平，味甘，无毒。主下痢十岁以上。

葛根气平，禀天秋平之金气，入手太阴肺经；味甘辛无毒，得地金土之味，入足阳明经燥金胃。气味轻清，阳也。

其主消渴者，葛根辛甘，升腾胃气，气上则津液生也。其主身大热者，葛根气平，平为秋气，秋气能解大热也。脾有湿热，则壅而呕吐；葛根辛甘，升发胃阳，胃阳鼓动，则湿热下行而呕吐止矣。诸痹皆起于气血不流通；葛根辛甘和散，气血活，诸痹自愈也。阴者从阳者也，人生阴气，脾为之原，脾与胃合，辛甘入胃，鼓动胃阳，阳健则脾阴亦起也；甘者土之冲味，平者金之和气，所以解诸毒也。葛谷气平味甘，入足阳明胃、手阳明大肠，阴中阳也。阴中之阳为少阳，清轻上达，能引胃气上升，所以主下痢十岁以上，阳陷之症也。

制方：葛根同香薷、生地，煎服，可以预防热病。同白芍、甘草、山药、白茯、焦米，治痢血不止。葛根一味，治中毒。

【药物来源】 为豆科植物葛 *Pueraria lobata*（Willd.）Ohwi 的干燥根。

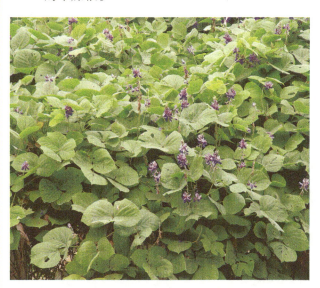

【形态特征】 多年生粗壮藤本，长达8 m，全体被黄色长硬毛。块状根圆柱状，粗厚，外皮灰黄色，内部粉质。茎基粗壮，上部分枝。三出羽状复叶。总状花序腋生，花密。荚果长椭圆形，被褐色长硬毛。

【性味功效】 味甘、辛，性凉。解肌退热，生津止渴，透疹，升阳止泻，通经活络，解酒毒。

【古方选录】《儒门事亲·卷十二》葛根散：甘草、干葛花、葛根、缩砂仁、贯众各等分。用法：上为粗末。

每服三五钱,水煎,去滓服之。主治:饮酒过量需醒醉者。

【用法用量】煎服,10~15 g;或入丸、散。升阳止泻宜煨制用。

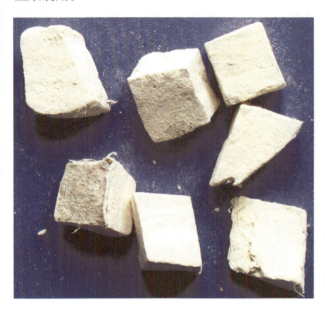

【使用注意】脾胃虚寒者慎用。

【现代研究】葛根含葛根素、大豆苷元等异黄酮类、三萜类、香豆素类、酚苷类、淀粉、氨基酸、生物碱类等。有解热、镇痛、抗菌、降血压、降血糖、降血脂、抗氧化、抗肿瘤、解酒等作用。

52 麻黄(麻黄根)

【古籍原文】气温,味苦,无毒。主中风伤寒头痛,温疟发表出汗,去邪热气,止咳逆上气,除寒热,破症坚积聚。(去节,水煮去沫用)

麻黄气温,禀天春和之木气,入足厥阴肝经;味苦无毒,得地南方之火味,入手少阴心经。气味轻升,阳也。

心主汗,肝主疏泄,入肝入心,故为发汗之上药也。伤寒有五,中风伤寒者,风伤卫,寒伤营,营卫俱伤之伤寒也;麻黄温以散之,当汗出而解也。温疟,但热不寒之疟也,温疟而头痛,则阳邪在上,必发表出汗,乃可去温疟邪热之气,所以亦可主以麻黄也。肺主皮毛,皮毛受寒,则肺伤而咳逆上气之症生矣;麻黄温以散皮毛之寒,则咳逆上气自平。寒邪郁于身表,身表者,太阳经行之地,则太阳亦病而发热恶

寒矣;麻黄温以散寒,寒去而寒热除矣。症坚积聚者,寒气凝血而成之积也,寒为阴,阴性坚;麻黄苦入心,心主血,温散寒,寒散血活,积聚自破矣。

根节气平,味甘无毒,入足太阳脾经、手太阴肺经,所以止汗也。

制方:麻黄同桂心,治风痹冷痛。同桂枝、甘草、杏仁、生姜、大枣,治伤寒营证。同白芍、甘草、炮姜、细辛、苏梗、北味,治肺寒而喘。麻黄根同黄芪、牡蛎,末,小麦汤下,治白汗。

【药物来源】为麻黄科植物草麻黄 *Ephedra sinica* Stapf、中麻黄 *Ephedra intermedia* Schrenk et C. A. Mey. 或木贼麻黄 *Ephedra equisetina* Bge. 的干燥草质茎及干燥根、根茎。

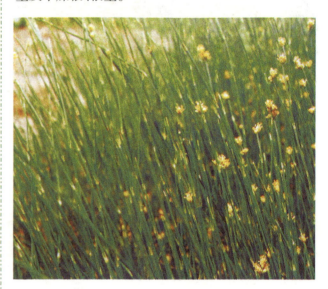

【形态特征】1. 草麻黄:草本状灌木,高20~40 cm;木质茎短或成匍匐状,节间长2.5~5.5 cm,径约2 mm。叶2裂,鞘占全长1/3~2/3。雄球花复穗状,雌球花单生,熟时呈肉质红色。种子2粒,种脐明显。

2. 中麻黄:灌木,高20~100 cm。茎直立或匍匐斜上,节间长3~6 cm,径1~2 mm。叶3裂及2裂混见,约2/3合生成鞘状。雄球花成团状,雌球花对生或轮生。种子3粒或2粒,形状变异大。

3. 木贼麻黄:直立小灌木,高达1 m。木质茎粗长,基部径达1~1.5 cm,小枝径约1 mm,节间短,长1~3.5 cm。叶2裂,大部合生。雄球花单生,雌球花常2个对生。种子1粒。

【性味功效】麻黄:味辛、微苦,性温。发汗散寒,宣

肺平喘,利水消肿。麻黄根:味甘、涩,性平。固表止汗。

【古方选录】1.《太平圣惠方·卷十九》,名见《普济方·卷一八五》麻黄散:麻黄(去根节)五两,桂心二两。用法:上为散。以酒二升,慢火煎如饧。每服一茶匙,以热酒调下,不拘时候,频服以汗出为度。主治:风痹,营卫不行,四肢疼痛。

2.《圣济总录·卷八十九》麻黄根汤:麻黄根(锉),牡蛎(煅),黄芪(锉)各等分。用法:上为粗末。每服三钱匕,以水一盏,加葱白三寸,同煎至半盏,去滓温服。主治:虚劳盗汗不止。

【用法用量】麻黄:煎服,2～10 g;或入丸、散。生品发汗宣发力强,发汗解表、利水消肿宜生用;蜜炙麻黄兼能润肺,宜用于表证已解尚咳喘者;麻黄捣绒药力和缓,适用于老人、儿童及体虚者。麻黄根:煎服,3～9 g;或入丸、散。外用适量,研粉撒扑。

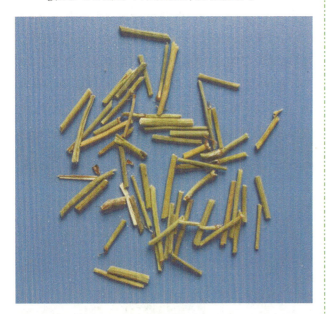

【使用注意】体虚自汗、盗汗、气喘者均应慎用。本品有兴奋中枢作用,故失眠及高血压患者应慎用,先煎去浮沫后入煎为宜。运动员禁服。有表邪者忌用。

【现代研究】麻黄含麻黄碱、伪麻黄碱等生物碱类,黄酮类,挥发油类,有机酸类,多糖类等。有发汗,平喘,利尿,抗过敏,调节血压,兴奋中枢神经,抗凝血,抗氧化,降血糖,抗皱等作用。麻黄根含麻黄根碱A、麻黄根碱B、麻黄根碱C、麻黄根碱D,阿魏酰组胺,麻黄根素A等。有抵制热和烟碱所致的发汗,扩张末梢血管等作用。

53 白 芷

【古籍原文】气温,味辛,无毒。主女人漏下赤白,血闭,阴肿寒热,头风侵目泪出。长肌肉,润泽颜色,可作面脂。

白芷气温,禀天春和之木气,入足厥阴肝经;味辛无毒而芳香,得西方燥金之味,入足阳明胃经、手阳明大肠经。气味俱升,阳也。

其主女人漏下赤白者,盖肝主风,脾主湿,风湿下陷,则为赤白带下;白芷入肝散风,芳香燥湿,故主之也。肝藏血,血寒则闭气;温散寒,故治血闭。阴者,男子玉茎,女人牝户也,属厥阴肝,肿而寒热,肝经风湿也,湿胜故肿也;白芷入肝,辛可散风,温可行湿,所以主之也。肝经会督脉于巅顶,风气通肝,肝开窍于目,头风侵目泪出,肝有风而疏泄也;其主之者,以辛温可散风也。胃主肌肤而经行于面,辛温益胃,故长肌肤;芳香辛润,故泽颜色也,可作面脂,乃润泽颜色之余事也。

制方:白芷同黄芪、甘草、生地、麦冬、五味,能长

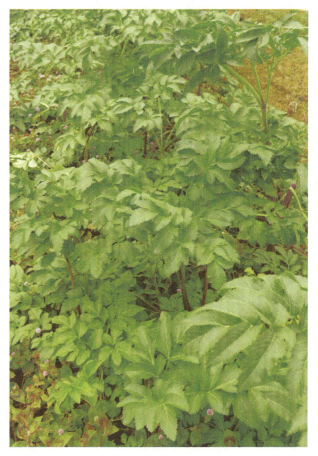

肉。同辛夷、细辛,治鼻痋。同甘草、生姜、豆豉、大枣,名神白散,治一切伤寒。同贝母酒煎,治乳痈初起。同白芍、甘草、白茯、焦米,治胃虚泄漏。

【药物来源】为伞形科植物白芷 *Angelica dahurica* (Fisch. ex Hoffm.) Benth. et Hook. f. 或杭白芷 *Angelica dahurica* (Fisch. ex Hoffm.) Benth. et Hook. f. var. *formosana* (Boiss.) Shan et Yuan 的干燥根。

【形态特征】1. 白芷:多年生高大草本,高 1~2.5 m。根圆柱形,黄褐色至褐色,气味浓烈。茎常带紫色,中空,有纵长沟纹。叶羽状分裂。复伞花序顶生,花白色。果实长圆形,背棱扁。

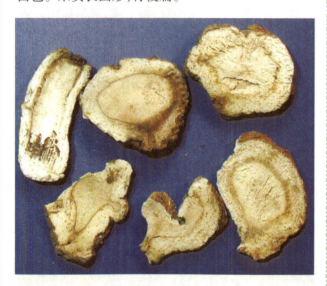

2. 杭白芷:多年生草本,高 1~1.5 m。根长圆锥形,灰棕色,上部近方形,表面有多数皮孔样横向突起,略成数纵行,质硬,较重,断面白色,粉性大。茎及叶鞘多为黄绿色。

【性味功效】味辛,性温。解表散寒,祛风止痛,宣通鼻窍,燥湿止带,消肿排脓。

【古方选录】《养老奉亲书·下籍(简妙老人备急方)》神白散:白芷二两,甘草一两。用法:上锉,如骰子大,用慢火一处炒令深紫色,勿令焦黑,放地上出火毒,杵为末。每服一钱半,水八分或一盏,加生姜二片,大枣二个,同煎至六分,通口服。如伤寒时疾,去姜、枣,加葱白三寸,豉五十粒,依前服,如人行五七里已来更服,汗出为妙。主治:风气。

【用法用量】煎服,3~10 g;或入丸、散。外用适量。

【使用注意】本品辛香温燥,阴虚血热者忌用。

【现代研究】白芷含挥发油性类,欧前胡素等香豆素类,生物碱,谷甾醇,多糖类,维生素等。有镇痛,解热,消炎,镇静,解痉,降血压,抗凝血,抑菌,抗氧化,抗病毒,抗过敏等作用。

54 藁 本

【古籍原文】气温,味辛,无毒,主妇人疝瘕,阴中寒肿痛,腹中急,除头风痛。长肌肤,悦颜色。

藁本气温,禀天春升之木气,入足厥阴肝经;味辛无毒,得地西方之金味,入手太阴肺经。气味俱升,阳也。

妇人以血为主,血藏于肝,肝血少,则肝气滞而疝瘕之症生矣;藁本温辛,温行辛润,气不滞而血不少,疝瘕自平也。厥阴之脉络阴器,厥阴之筋结阴器,其主阴中寒肿痛者,入肝而辛温散寒也。厥阴之脉抵小腹,肝性急,腹中急,肝血不润也,味辛润血,所以主之。风气通肝,肝经与督脉会于巅顶,风邪行上,所以头痛;其主之者,辛以散之也。肺主皮毛,长肌肤,味辛益肺之力,悦颜色,辛能润血之功也。

制方:藁本同木香,治雾露清邪中于上焦。同羌活、细辛、川芎、葱白,治寒郁太阳头痛。同白芷,可

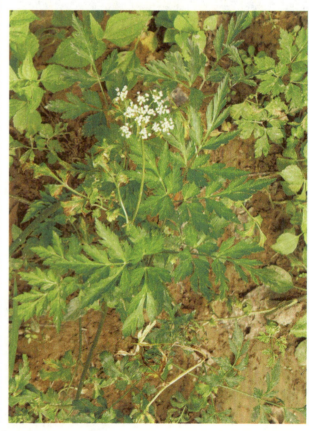

作面脂。

【药物来源】为伞形科植物藁本 *Ligusticum sinense* Oliv. 或辽藁本 *Ligusticum jeholense* Nakai et Kitag. 的干燥根茎和根。

【形态特征】1. 藁本：多年生草本，高达 1 m。根茎发达，横生，具膨大的结节。茎直立，圆柱形，中空，具条纹。叶互生。复伞形花序顶生或侧生。分生果广卵形，无毛，具 5 条果棱。

2. 辽藁本：多年生草本，高 30～80 cm。根圆锥形，深褐色。根茎较短。茎直立，中空，具纵纹，常带紫色。基生叶花期凋落，茎生叶互生。复伞形花序顶生或侧生。分生果背腹扁压。

【性味功效】味辛，性温。祛风，散寒，除湿，止痛。

【古方选录】《鸡峰普济方·卷十八》藁本散：藁本。用法：上为细末。先以皂角水擦动赤处，拭干，以冷水或蜜水调涂，干再用。主治：鼻上面上赤。

【用法用量】煎服，3～10 g；或入丸、散。外用：煎水洗或研末调涂。

【使用注意】本品辛香温燥，阴血亏虚、肝阳上亢及实火所致头痛者忌服。

【现代研究】藁本含苯酞类，阿魏酸等有机酸类，萜类，烯丙基苯类，香豆素类，挥发油等。有消炎，抗真菌，解热，镇痛，抗血栓，改善脑部微循环，抗胃溃疡，利胆，平喘等作用。

55 柴 胡

【古籍原文】气平，味苦，无毒。主心腹肠胃中结气，饮食积聚，寒热邪气，推陈致新。久服轻身，明目益精。

柴胡气平，禀天中正之气；味苦无毒，得地炎上之火味；胆者，中正之官，相火之腑，所以独入足少阳胆经。气味轻升，阴中之阳，乃少阳也。

其主心腹肠胃中结气者，心腹肠胃，五脏六腑也，脏腑共十二经，凡十一脏皆取决于胆；柴胡轻清，升达胆气，胆气条达，则十一脏从之宣化，故心腹肠胃中凡有结气，皆能散之也。其主饮食积聚者，盖饮食入胃散精于肝，肝之疏散，又借少阳胆为生发之主也；柴胡升达胆气，则肝能散精，而饮食积聚自下矣。

少阳经行半表半里，少阳受邪，邪并于阴则寒，邪并于阳则热；柴胡和解少阳，故主寒热之邪气也。春气一至，万物俱新，柴胡得天地春升之性，入少阳以生气血，故主推陈致新也。久服清气上行，则阳气日强，所以身轻。五脏六腑之精华上奉，所以明目；清气上行，则阴气下降，所以益精，精者阴气之英华也。

制方：柴胡同人参、半夏、黄芩、甘草、大枣、生姜，名小柴胡汤，治少阳寒热。同白芍、甘草、枳实，名四逆散，治胸胁痛，四肢厥冷。同人参、升麻、黄芪、甘草、归身、白术、广皮、生姜、大枣，名补中益气汤，治劳伤倦怠。同人参、黄芪、白术、甘草、升麻、白茯、泽泻、葛根、神曲，治暑伤元气。同升麻、葛根等，能升阳散火。同白芍、丹皮、山栀、甘草、白茯、白术、广皮、归身，名逍遥散，治肝胆郁火。

【药物来源】为伞形科植物柴胡 *Bupleurum chinense* DC. 或狭叶柴胡 *Bupleurum scorzonerifolium* Willd. 的干燥根。分别习称"北柴胡"和"南柴胡"。

【形态特征】1. 柴胡：多年生草本。主根较粗大，棕褐色，质坚硬。茎单一或数茎，实心。基生叶早枯，

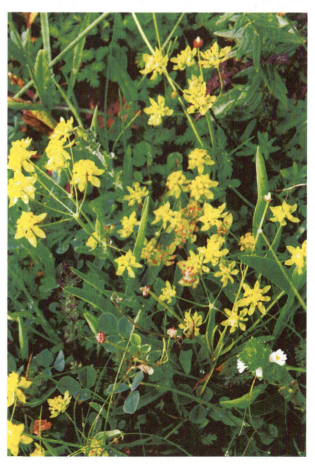

茎生叶倒披针形。复伞形花序很多,花鲜黄色。果实广椭圆形,棕色,两侧略扁,棱狭翼状。

2. 狭叶柴胡:多年生草本。主根发达,深红棕色,质松脆。茎单一或2~3分枝,细圆。叶细线形。伞形花序自叶腋间抽出,花序多,花瓣黄色。果实广椭圆形,深褐色,粗钝凸出。

【性味功效】味辛、苦,性微寒。疏散退热,疏肝解郁,升举阳气。

【古方选录】《伤寒论·卷第六》四逆散:甘草(炙)、枳实(破,水渍,炙干)、柴胡、芍药各十分。用法:上四味,捣筛,白饮和,每服方寸匕,日三服。主治:少阴病,寒邪变热传里,腹中痛,小便不利,泄利下重,四肢厥逆;肝脾不和,胸腹疼痛,泄利下重等。

【用法用量】煎服,3~10 g;或入丸、散。疏散退热宜生用,疏肝解郁宜醋炙用,升举阳气可生用或酒制用。

【使用注意】古有"柴胡劫肝阴"之说,故阴虚阳亢、阴虚火旺、肝风内动及气机上逆者宜慎用或忌用。

【现代研究】柴胡含柴胡皂苷 A、柴胡皂苷 D 等皂苷类,挥发油类,黄酮类,多糖类,甾醇类,多炔类等。有免疫调节,抗抑郁,保肝,抗肿瘤,解热,消炎,抗病毒,降血脂,利胆等作用。

56 桔 梗

【古籍原文】气微温,味辛,有小毒。主胸胁痛如刀刺,腹满,肠鸣幽幽,惊恐悸气。

桔梗气微温,禀天初春稚阳之木气,入足少阳胆经;味辛有小毒,得地西方阴惨之金味,入手太阴肺经。气味俱升,阳也。

胸者肺之分也,胁者胆之分也,胆气不升,肺气不降,则滞于胸胁,痛如刀刺矣;其主之者,辛以散之,温以达之也。足之三阴,从足走腹,太阴行气于三阴者也,肺亦太阴,通调上下,相传之职,太阴不能通调,则腹饱满矣;其主之者,辛以调气,温以行气也。大肠者燥金之腑也,大肠湿热,则鸣幽幽;肺与大肠为表里,桔梗辛以益肺,肺通调水道,则湿热行而肠鸣自止。胆为中正之官,胆者担也,胆气伤,则不能担当而惊恐悸矣;桔梗辛温,则扶苏条达,遂其生发之性,复其果敢之职,而惊恐悸自平也。

制方:桔梗同贝母、巴霜,名结胸汤,治痰在中焦。同人参、北味、麦冬,治小便不通。同枳壳,治胸满不痛。同甘草,名甘桔汤,治肺痈。同生姜,治妊娠中恶心腹痛。

【药物来源】为桔梗科植物桔梗 Platycodon grandiflorus(Jacq.)A. DC. 的干燥根。

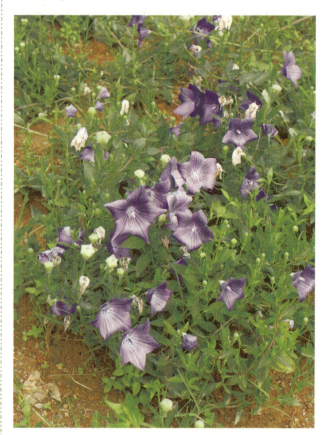

【形态特征】多年生草本,高20~120 cm,有白色乳汁。根胡萝卜状,肉质。茎直立。叶轮生、对生或互生,卵形至披针形。花单朵顶生,或数朵集成假总状花序,蓝紫色。蒴果球状或倒卵状。

【性味功效】味苦、辛,性平。宣肺,利咽,祛痰,排脓。

【古方选录】《普济方·卷三八四》引《钱氏方》甘桔汤:桔梗(末,浸一宿,焙干用)一两,甘草(炒)二两。用法:上为细末。每服二三钱,水一盏,加阿胶半片(炮过),煎五分,食后温服。主治:①《普济方》引《钱氏方》,上焦热,咽痛。②《医学纲目》,嗽脓血。

【用法用量】煎服,3~10 g;或入丸、散。

【使用注意】本品性升散,故气逆呛咳、呕吐、阴虚久嗽咳血者不宜服用。用量过大易致恶心呕吐。

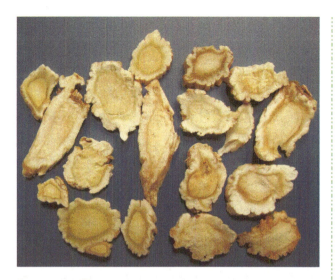

【现代研究】桔梗含桔梗皂苷等皂苷类，黄酮类，酚类，甾醇类，多糖类，脂肪酸等。有止咳平喘，消炎抑菌，抗肿瘤，降血脂，降血糖，抗氧化，保肝，抗肺损伤，抗疲劳，抑制肥胖等作用。

57 茵 陈

【古籍原文】气平，微寒，味苦，无毒。主风湿寒热邪气，热结黄疸。久服轻身益气，耐老，面白悦，长年。

　　茵陈气平微寒，禀天秋平冬寒金水之气，入手太阴肺经、足太阳寒水膀胱经；味苦无毒，得地南方之火味，入手少阴心经。气味俱降，阴也。

　　风为阳邪，湿为阴邪，风湿在太阳，阳邪发热，阴邪发寒也；其主之者，气寒清热，味苦燥湿也。心为君火，火郁太阴，则肺不能通调水道，下输膀胱，而热与湿结矣，太阴乃湿土之经，所以蒸土色于皮毛而成黄疸也；其主之者，苦平可以清心肺，微寒可以解湿

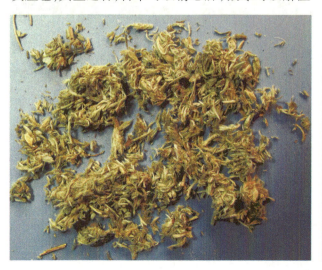

热也。久服则燥胜，所以身轻。平寒清肺，肺主气，所以益气。心主血，味苦清心，清则血充华面，所以耐老，而面白可悦也。心为十二官之主，心安十二官皆安，所以长年也。

　　制方：茵陈同川连、干葛、黄柏、苡仁、北味，治酒疸。同二术、茯苓、泽泻、车前、木通、陈皮、神曲、红曲，治谷疸。同生地、石斛、木瓜、牛膝、黄柏，治女劳疸。

【药物来源】为菊科植物猪毛蒿 *Artemisia scoparia* Waldst. et Kit. 或茵陈蒿 *Artemisia capillaris* Thunb. 的干燥地上部分。

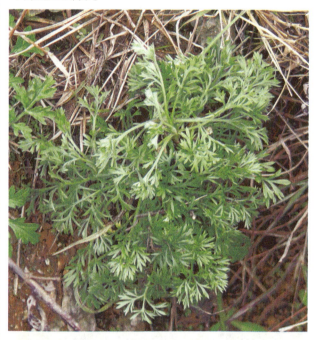

【形态特征】1. 猪毛蒿：多年生或一年、二年生草本，香气浓烈。幼时全株被灰白色或灰黄色绢质柔毛，后脱落。茎单生。叶二至三回羽状全裂，再次羽裂小裂片狭线形。头状花序排成复总状或复穗状。瘦果倒卵形。

　　2. 茵陈蒿：半灌木状草本，具浓烈香气。幼时全株密生灰白色或灰黄色绢质柔毛，后脱落。叶一至三回羽状全裂，裂片再3～5全裂成狭线形。头状花序，多数，常排成复总状圆锥形。瘦果长圆形。

【性味功效】味苦、辛，性微寒。清利湿热，利胆退黄。

【古方选录】《辨证录·卷七》茵陈苓术汤：茵陈三钱，茯苓五钱，白术五钱，苡仁五钱，知母一钱。用法：水煎服。主治：谷疸，胃中虚热，胸中易饥，食则难饱，多用饮食则发烦，头眩，小便艰涩，身如黄

金色。

【用法用量】煎服,6～15 g。外用适量,煎汤熏洗。

【使用注意】蓄血症见肌肤发黄,或血虚萎黄者慎用。

【现代研究】茵陈含滨蒿内酯、东莨菪素等香豆素类,有机酸类、黄酮类、色酮类、醛酮类等。有保肝,利胆,消炎,利尿,抑制肥胖,抗肿瘤,降血糖,降血脂,抗病原微生物,抗害虫等作用。

58 夏枯草

【古籍原文】气寒,味苦辛,无毒,主寒热,瘰疬鼠瘘,头疮破症,散瘿结气,脚肿湿痹。轻身。

夏枯草气寒,禀天冬寒之水气,入足太阳膀胱经;味苦辛无毒,得地火金之味,入手少阴心经、手太阴肺经。遇火令而枯,禀金水之气独全,水制火,金平木,故专主少阳相火,风木胆经之证。气味轻清,少阳也。

太阳主表,表邪外入,则太阳有病而恶寒发热矣;其主之者,味辛可以散表寒,味苦可以清热也。瘰疬鼠瘘,皆少阳胆经风热之毒;夏枯草禀金水之气

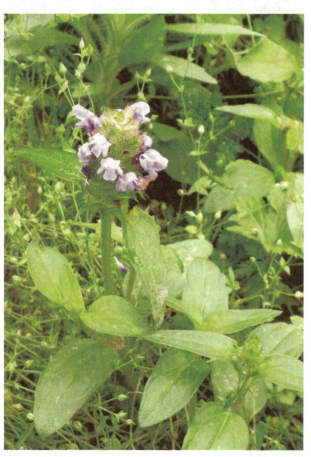

味,所以专入少阳,解风热之毒也。头乃太阳行经之地,膀胱湿热则生头疮;其主之者,气寒清热,味苦燥湿也。积聚而有形可征谓之症,乃湿热结气也;味辛可以散结,味苦可以燥湿热,所以主之也。瘿亦少阳之症,其主之者,以夏枯草专治少阳之症,而辛散之功也。湿邪伤下,脚肿湿痹,无非湿也;苦能燥湿,所以主之。且入肺与膀胱,而有祛湿之力,湿胜则身重,既有祛湿之功,所以能轻身也。

制方:夏枯草,末,治血崩不止及赤白带下。夏枯草可代柴胡升发,可代甘菊清肝。同白茯、白术、黄柏,治湿热。同连翘、金银花、贝母、元参、薄荷、花粉、紫背天葵、甘草,治瘰疬有功效。用数两煎汤,煮甘菊、紫花地丁、金银花、连翘、白及、白蔹、甘草、生地、白芷、半枝莲,消一切肿毒甚神。

【药物来源】为唇形科植物夏枯草 *Prunella vulgaris* L. 的干燥果穗。

【形态特征】多年生草木,高20～30 cm。根茎匍匐,节上生须根。茎钝四棱形。茎叶卵圆形,草质。轮伞花序集成顶生穗状花序,下承以苞片,花萼钟形,花冠紫色、蓝紫色或红紫色。小坚果黄褐色。

【性味功效】味辛、苦,性寒。清热泻火,明目,散结消肿。

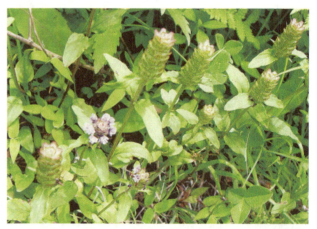

【古方选录】《本草纲目·卷十五》引《太平圣惠方》,名见《普济方·卷三五二》引《海上名方》夏枯草散:夏枯草。用法:上为末。每服方寸匕,米饮调下。主治:血崩不止。

【用法用量】煎服,9～15 g;或入丸、散;或熬膏。外用适量,水煎浸洗或鲜品捣敷患处。

【使用注意】脾胃寒弱者慎用。

【现代研究】夏枯草含萜类，酚酸类，黄酮类，甾醇类，香豆素类，有机酸类，挥发油类，糖类等。有降血压，降血糖，抗菌消炎，免疫抑制，抗氧化，抗肿瘤，抑制病毒生长等作用。

59 丹 参

【古籍原文】气微寒，味苦，无毒。主心腹邪气，肠鸣幽幽如走水，寒热积聚，破症除瘕，止烦满，益气。

　　丹参气微寒，禀天初冬寒水之气，入手太阳寒水小肠经；味苦无毒，得地南方之火味，入手少阴心经。气味俱降，阴也。

　　心腹者，心与小肠之区也；邪气者，湿热之邪气也；气寒则清热，味苦则燥湿，所以主之。肠，小肠也，小肠为寒水之腑，水不下行，聚于肠中，则幽幽如水走声响矣；苦寒清泄，能泻小肠之水，所以主之。小肠为受盛之官，本热标寒，所以或寒或热之物，皆能积聚肠中也；其主之者，味苦能下泄也。积聚而至有形可征谓之症，假物成形谓之瘕；其能破除之者，味苦下泄之力也。心与小肠为表里，小肠者心火之去路也，小肠传化失职，则心火不能下行，郁于心而烦满矣；其主之者，苦寒清泄之功也。肺属金而主气，丹参清心泻火，火不刑金，所以益气也。

　　制方：丹参同牛膝、生地、黄芪、黄柏，则健走飞步。同麦冬、沙参、五味、甘草、青蒿、花粉，治烦满。同牛膝、木瓜、革薢、豨莶、杜仲、续断，治脊强脚痹。专一味，治湿热疝气，自汗出欲死者。为末，水丸，治

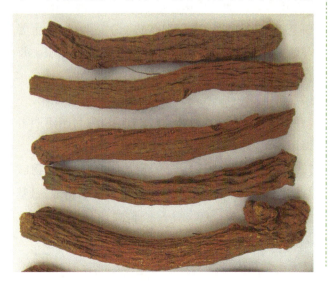

软脚病。

【药物来源】为唇形科植物丹参 *Salvia miltiorrhiza* Bge. 的干燥根和根茎。

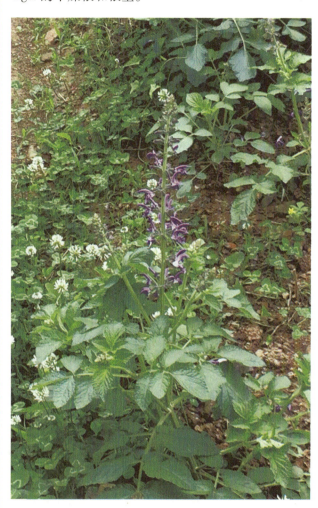

【形态特征】多年生直立草本。根肥厚，肉质，外面朱红色，内面白色。茎四棱形，密被长柔毛。叶为奇数羽状复叶。轮伞花序总状，花下疏上密，顶生或腋生，紫蓝色。小坚果黑色，椭圆形。

【性味功效】味苦，性微寒。活血祛瘀，通经止痛，清心除烦，凉血消痈。

【古方选录】《太平圣惠方·卷九十五》丹参酒：丹参五斤，清酒五斗。用法：上净洗，晒去水气，寸切，以绢袋盛，纳于酒中，浸三日。量力饮之。功用：通九窍，补五脏，令人不病。主治：《赤水玄珠》风软脚弱。

【用法用量】煎服，10～15 g；或入丸、散、浸酒。

【使用注意】不宜与藜芦同用。

【现代研究】丹参含丹参酮ⅡA、隐丹参酮、丹参酮Ⅰ

等脂溶性丹参酮类,丹酚酸 B 等水溶性酚酸类,脂肪酸,甾醇等。有抗心肌缺血,抗动脉硬化,抗血栓,抗溃疡,保肝,抗菌,抗肿瘤等作用。

60　益母子(茺蔚子)

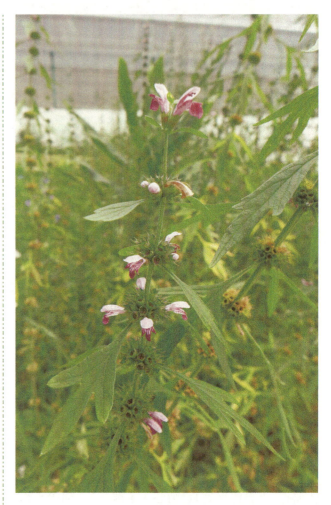

【古籍原文】气微温,味辛甘,无毒。主明目益精,除水气。久服轻身。

益母气微温,禀天初春之木气,入足厥阴肝经;味辛甘无毒,得地金土之味,入手太阴肺经、足太阴脾经。气味俱升,阳也。

肝为藏血之脏,脾为统血之脏,辛甘益血,目得血则能视,所以明目。脾者阴气之原也,肺者津液之原也,甘辛能润,所以益精。脾者为胃行津液者也,肺者相传之官,通调水道者也,辛甘益脾肺,则津液行而水道通,所以除水气。久服益肝脾肺,肺主周身之气,脾主周身之血,肝为生生之脏,以生气血,气血生,生长旺,自然身轻矣。

茎,主瘾、疹、痒,所以可浴儿也。

制方:益母子童便煎服,能下死胎。同川芎、归身、白芍、生地、杜仲、阿胶、续断,丸,安胎止痛。同生地、白芍、麦冬、青蒿、五味、阿胶,治胎漏下血。

【药物来源】为唇形科植物益母草 *Leonurus japonicus* Houtt. 的干燥成熟果实。

【形态特征】一年生或二年生草本。主根密生须根。

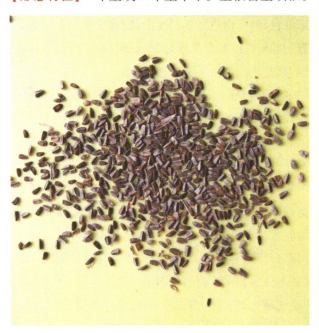

茎直立,钝四棱形,具倒向糙伏毛。叶形多变,宽楔形 3 裂、卵形、菱形、线形。轮伞花序腋生;花萼筒状钟形;花冠粉红色或淡紫色,花冠筒内有毛环,中裂片倒心形;雄蕊 4 枚;子房 4 枚,柱头 2 裂。坚果三棱形,淡褐色。

【性味功效】味辛、苦,性微寒。活血调经,清肝明目。

【古方选录】《蒲辅周医疗经验·三(方药杂谈)》茺蔚老姜汤:茺蔚子(益母草代亦可)一两,煨老生姜一两,红糖二两。用法:煎取三碗,分三次热服。每月行经时服之。主治:经行腹痛。

【用法用量】煎服,5 ~ 10 g;或入丸、散。

【使用注意】瞳孔散大者、肝肾不足所致目暗不明者慎用。孕妇慎用。

【现代研究】茺蔚子含益母草宁、水苏碱等生物碱类,黄酮类,脂肪酸,挥发性成分,二萜类,甾醇,氨基酸,微量元素等。有收缩子宫,降血压,调节血脂,抗氧化等作用。

61 红花（红蓝花）

【古籍原文】气温，味辛，无毒。主产后血晕口噤，腹内恶血不尽绞痛，胎死腹中。并酒煮服，亦主蛊毒。

红花气温，禀天春和之木气，入足厥阴肝经；味辛无毒，得地西方之金味，入手太阴肺经。气味俱升，阳也。

肝为藏血之脏，生生之经，产后血晕口噤者，产后则肝血不藏，肝枯则风炽，所以血晕而口噤也；"治风先治血，血行风自灭"，红花辛温润血，所以主之。腹内恶血不尽绞痛，胎死腹中，皆血寒不行，不能养肝之故；红花辛温，活血畅肝，所以主之也。并酒煎服者，借酒活血润血之力也。亦主蛊毒者，辛温则散而毒可解也。

制方：红花煎汁和童便服，治胞衣不下，产后血晕。同当归、生地、牛膝、白芍、益母、川芎、延胡索，治产后恶血不尽。

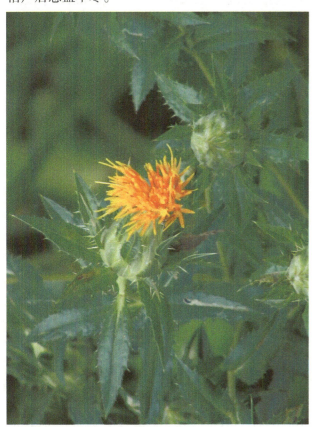

【药物来源】为菊科植物红花 *Carthamus tinctorius L.* 的干燥花。

【形态特征】一年生草本，高 30~100 cm。茎直立，

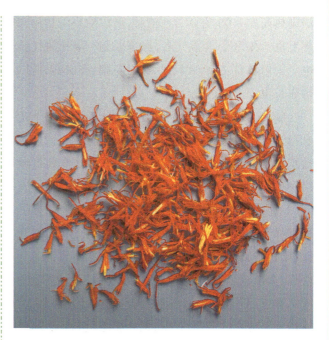

上部分枝。叶互生，质硬，革质，近于无柄，半抱茎。头状花序多数，在茎顶排成伞房花序，管状花红色、橘红色。瘦果倒卵形，乳白色，有 4 条棱。

【性味功效】味辛，性温。活血通经，散瘀止痛。

【古方选录】《外台秘要·卷三十四》引《近效方》，名见《妇人良方·卷十八》红蓝花酒：红蓝花（注：即红花）三两（新者佳）。用法：以无灰清酒半升，童子小便半大升，煮取一大盏，去滓，候稍冷服之。留滓再以新汲水一大升煮之良久服。主治：产后血晕，言语错乱，恶血不尽，腹中绞痛，或胎死腹中。

【用法用量】煎服，3~10 g；或入丸、散，浸酒。

【使用注意】孕妇慎用。素有出血倾向者宜慎用。

【现代研究】红花含山柰素、红花苷等黄酮类，生物碱类，聚炔类，亚精胺类，木脂素类，脂肪酸等。有抗血栓，抗凝血，抗氧化，保护心肌，消炎，镇痛，抗菌，抗疲劳，保肝等作用。

62 香 附

【古籍原文】气微寒，味甘，无毒。除胸中热充皮毛。久服令人益气，长须眉。（醋炒）

香附气微寒，禀天深秋之金气，入手太阴肺经；味甘无毒，得地中正之土味，入足太阴脾经。气降味和，阴也。

胸中者肺之分也，皮毛者肺之合也，肺主气，气

滞则热而皮毛焦;香附甘寒清肺,所以除胸中热而充皮毛也。久服令人益气者,微寒清肺,肺清则气益也。须眉者血之余,脾统血,味甘益脾,脾血盛,所以须眉长也。

制方:香附生则上行胸膈,外达皮毛;熟则下走肝肾,外彻腰足;炒黑则止血;童便炒则入血分补虚;盐水炒则入血分润燥;青盐炒则益肾;酒炒则行经络;醋炒则入肝;姜汁炒则化痰饮。同参、术则补气;同归、地则补血;同木香则去滞;同蔻仁则理气;同沉香则降气;同川芎、苍术则解郁;同栀子、川连则降火;同茯神则交心肾。乃十二经气分之要药也。童便炒,为末,醋汤服,治血崩。同茯神、甘草,治气逆。同沉香、砂仁、甘草,治癖胀噫酸。同砂仁、甘草,治一切气滞证。同乌药、甘草,治一切心腹刺痛。同茯神、甘草、橘红,治妇人血滞气虚之证。

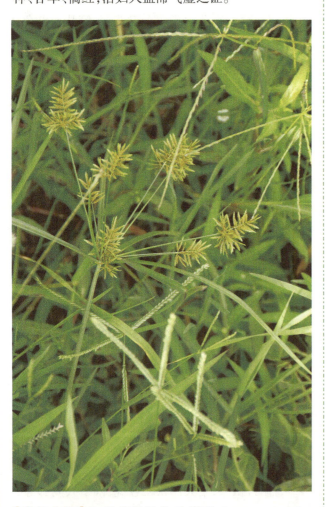

【药物来源】为莎草科植物香附子 *Cyperus rotundus* L. 的干燥根茎。

【形态特征】多年生草本,高 15～95 cm。匍匐根茎

长,具椭圆形块茎,紫褐色,被棕褐色毛状物。茎直立,锐三棱形。叶丛生,窄线形。复穗状花序陀螺形,具 3～10 个小穗。小坚果长圆状倒卵形。

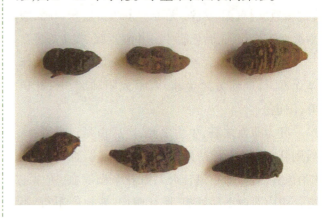

【性味功效】味辛、微苦、微甘,性平。疏肝解郁,理气宽中,调经止痛。

【古方选录】《太平惠民和剂局方·卷三》快气汤:缩砂仁八两,香附子(炒,去毛)三十二两,甘草四两。用法:上为细末。每服一钱,用盐汤点下。主治:一切气疾。心腹胀满,胸膈噎塞,噫气吞酸,胃中痰逆呕吐,及宿酒不解,不思饮食。

【用法用量】煎服,6～10 g;或入丸、散。疏肝止痛宜醋炙用。

【使用注意】气虚无郁滞,阴虚血热者慎用。

【现代研究】香附子含挥发油类,黄酮类,生物碱类,糖类,三萜类,甾醇类等。有镇痛,抗抑郁,消炎,抗菌,抑制子宫平滑肌收缩,降血糖,抗肿瘤等作用。

63 贝母(浙贝母,大贝母)

【古籍原文】气平,味辛,无毒。主伤寒烦热,淋沥邪气,疝瘕,喉痹,乳难,金疮,风痉。(去心,糯米炒)

贝母气平,禀天秋平之金气,入手太阴肺经;味辛无毒,得地西方之金味,入手阳明燥金大肠经。气味降多于升,阴也。

其主伤寒烦热者,伤寒有五,风、寒、湿、热、温,而风与热,乃阳盛之证,阳盛所以烦热也;贝母气平则清,味辛润散,故主之也。淋沥者,膀胱有热也;邪气者,热邪之气也;膀胱以气化为主,贝母味辛润肺,肺乃主气之脏,肺化则气润及于州都,小便通而不淋沥矣。其主疝瘕者,肺气不治,则不能通调水道,下

输膀胱，因而湿热之邪，聚结成疝成瘕；贝母气平，可以通调水道，味辛可以散热结也。大肠之脉，其正者上循咽喉，火发于标，乃患喉痹，痹者闭也；其主之者，味辛气平，能解大肠之热结也。肺乃津液之腑，主乳难者，味辛能润，润则乳自通也。肺主皮毛，味辛气平，则肺润而皮毛理，可愈金疮也。风痉者，风湿流于关节，致血不能养筋而筋急也；贝母味辛，辛则散风湿而润血，且贝母入肺，肺润则水道通而津液足，所以风湿逐而筋脉舒也。

制方：贝母、姜汁，丸，治忧郁不伸。同厚朴，丸，化痰降气。同知母、牡蛎，末，猪蹄汤调服，治乳汁不下。专末，治吐血衄血。吹鼻中，治吹乳作痛。同知母、前胡、麦冬、葛根、甘草，治伤寒烦热。同陈皮、前胡、石膏、知母、麦冬、竹沥，治痰疟。同白芷、白蒺藜，治郁证乳痈。

【品种考辨】近代考证发现，川贝母药用当在明代以后。本条下"经解""制方"内容，较符合"浙贝母"性能、功效与主治特点，故取"浙贝母"。

【药物来源】为百合科植物浙贝母 *Fritillaria thunbergii* Miq. 的干燥鳞茎。

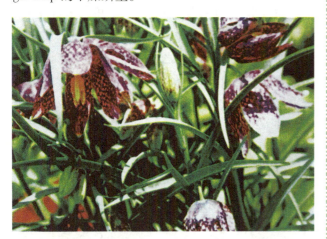

【形态特征】多年生草本，长 50～80 cm。鳞茎直径1.5～4 cm，由2(～3)枚白色鳞片组成。茎单一，直立。叶对生，向上兼散生、轮生。花 1～6 朵，淡黄色，有时稍带淡紫色。蒴果具 6 条棱，棱上有翅。

【性味功效】味苦，性寒。清热化痰止咳，解毒散结消痈。

【古方选录】《医学从众录·卷八》贝母白芷内消散：大贝母、白芷各等分。用法：上为末。每服二钱，白酒调下。主治：乳痈。宜忌：孕妇忌用白芷。加减：

有郁，加白蒺藜。

【用法用量】煎服，5～10 g；或入丸、散。

【使用注意】不宜与川乌、制川乌、草乌、制草乌、附子同用。寒痰、湿痰及脾胃虚寒者慎服。

【现代研究】贝母含贝母素甲、贝母素乙、浙贝素等生物碱，胆碱，脂肪酸，β-谷甾醇等。有镇咳，祛痰，镇痛，消炎，降血压，抗凝血，溶石，抗溃疡，止泻，抗菌，抗肿瘤等作用。

64 葶苈子

【古籍原文】气寒，味辛，无毒。主症瘕积聚结气，饮食寒热，破坚逐邪，通利水道。（炒用）

葶苈子气寒，禀天冬寒之水气，入足太阳寒水膀胱经、手太阳寒水小肠经；味辛无毒，得地西方之金味，入手太阴肺经。气味降多于升，阴也。

其主症瘕积聚结气者，气结聚而成积，有形可征者谓之症，假物成形者谓之瘕；葶苈入肺，肺主气，而味辛可以散结也。小肠为受盛之官，饮食入肠，寒热之物皆从此运转，如调摄失宜，则寒热之物积矣；葶苈气寒可以去热，味辛可以散寒，下泄可以去积也。破坚者，辛散之功，逐邪者下泄之力，十剂云，泄可去闭，葶苈是也。肺者通调水道，下输膀胱，葶苈入肺入膀胱，辛寒下泄，所以通利也。

制方：葶苈炒成末，蜜丸，大枣同煎，治肺痈喘急，及支饮不得息。同枣肉，丸，治通身浮肿。专酒

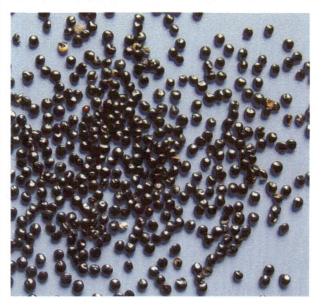

浸,治腹胀积聚。

【药物来源】为十字花科植物播娘蒿 *Descurainia sophia*(L.)Webb. ex Prantl 或独行菜 *Lepidium apetalum* Willd. 的干燥成熟种子。前者习称"南葶苈子",后者习称"北葶苈子"。

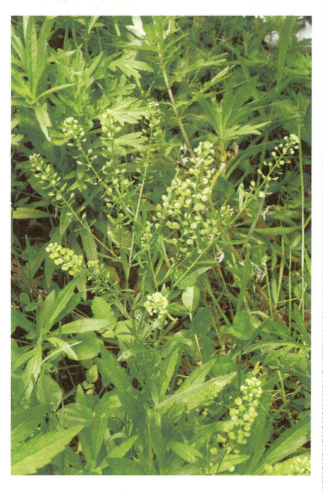

【形态特征】1.播娘蒿:一年生草本,高 20～80 cm,被叉状毛。茎直立,下部淡紫色。叶三回羽状深裂,末端裂片条形。总状花序伞房状。长角果圆筒状,稍内曲。种子小,稍扁,有细网纹。

2.独行菜:一年生或二年生草本,高 5～30 cm;茎直立,具微小头状毛。基生叶窄匙形,上部叶线形。长总状花序,顶生。短角果卵状,扁平,顶端微缺,中裂,假隔膜白色。种子椭圆形。

【性味功效】味辛、苦,性大寒。泻肺平喘,行水消肿。

【古方选录】《金匮要略·卷上》葶苈大枣泻肺汤:葶苈(熬令黄色,捣丸,如弹子大)(注:弹子大,约15 g),大枣十二枚。用法:先以水三升,煮枣取二升,去枣,纳葶苈煮取一升,顿服。主治:肺痈,喘不

得卧;肺痈,胸满胀,一身面目浮肿,鼻塞,清涕出,不闻香臭酸辛,咳逆上气,喘鸣迫塞;支饮胸满者。

【用法用量】包煎,3～9 g;或入丸、散。外用:煎水洗或研末调敷。

【使用注意】肺虚喘咳、脾虚肿满者忌服。

【现代研究】葶苈子含强心苷类、异硫氰酸和硫苷类,脂肪油类,生物碱类,黄酮类,酚酸类,香豆素类等。有保护心肌,改善心血管功能,强心,止咳平喘,利尿,调血脂等作用。

65 元参(玄参)

【古籍原文】气微寒,味苦,无毒。主腹中寒热积聚,女子产乳余疾,补肾气,令人明目。(蒸晒)

元参气微寒,禀天冬寒之水气,入足少阴肾经;味苦无毒,得地南方之火味,入手少阴心经、手厥阴心包络经。气味俱降,阴也。

腹中者,心肾相交之区也,心为君火,心不下交于肾,则火积于上而热聚;肾为寒水,肾不上交于心,则水积于下而寒聚矣。元参气寒益肾,味苦清心,心火下而肾水上,升者升而降者降,寒热积聚自散矣。女子以血为主,产乳余疾,产后诸症以产血伤也;心主血,味苦清心,所以主之。补肾气者,气寒壮水之功也。令人明目者,益水可以滋肝,清心有以泻火,火平水旺,目自明也。

制方:元参同生地、甘菊、蒺藜、杞子、柴胡,能明目。同贝母、连翘、甘草、花粉、薄荷、夏枯草,治瘰疬。同升麻、甘草,治发癍咽痛。同知母、麦冬、竹叶,治热病燥热烦乱。

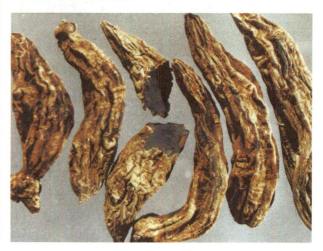

【药物来源】为玄参科植物玄参 *Scrophularia ning-poensis* Hemsl. 的根。

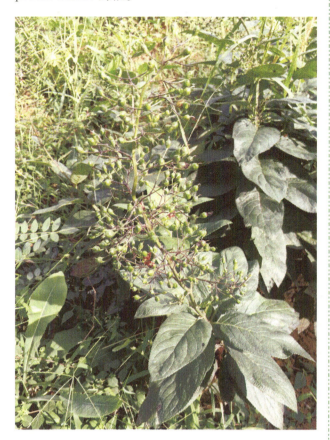

【形态特征】多年生草本,达1 m余。根纺锤形或胡萝卜状膨大,粗达3 m以上。茎四棱形,有浅槽。下部叶对生,上部叶有时互生,卵形至披针形。聚伞圆锥花序大而疏散,花褐紫色。蒴果卵形。

【性味功效】味甘、苦、咸,性微寒。清热凉血,滋阴降火,解毒散结。

【古方选录】《类证活人书·卷十八》玄参升麻汤:玄参、升麻、甘草(炙)各半两。用法:上锉,如麻豆大。每服五钱匕,以水一盏半,煎至七分,去滓服。主治:热毒发斑,咽喉肿痛。①《类证活人书》:伤寒发汗吐下后,毒气不散,表虚里实,热发于外,身斑如锦文,甚则烦躁谵语。②《证治准绳·幼科》:痘疹后,余毒咽喉肿痛。

【用法用量】煎服,9~15 g;或入丸、散。

【使用注意】不宜与藜芦同用。脾胃虚寒,食少便溏者慎用。

【现代研究】玄参含哈巴苷、哈巴俄苷等环烯醚萜类,苯丙素苷类,黄酮类,甾醇,有机酸,生物碱等。

有降血压,抗血小板聚集,降尿酸,抗疲劳,抗菌,抗氧化,保肝,镇痛消炎等作用。

66 天花粉

【古籍原文】气寒,味苦,无毒。主消渴,身热,烦满大热,补虚安中,续绝伤。

天花粉气寒,禀天冬寒之水气,入足少阴肾经、足太阳寒水膀胱经;味苦无毒,得地南方之火味,入手少阴心经。气味俱降,阴也。

膀胱者,津液之腑也,心火内烁,则津液枯而病消渴;膀胱主表,火盛则表亦热而身热也。其主之者,苦寒可以清火也。心为君火,火盛则烦满大热;其主之者,寒以清之,苦以泄之也。火盛则阴虚,补虚者,清润能补阴虚也。阴者中之守,安中者苦寒益阴,阴充,中有守也。其主续绝伤者,血为阴,阴虚则伤,阴枯则绝;花粉清润,则虚者滋、枯者润也。

实名栝蒌,甘寒之性,能解阳邪,所以主伤寒阳邪结胸也。

制方:花粉同川连,治心火乘金消渴。同人参、麦冬,治肺津枯消渴。同麦冬、竹叶,治心火烦渴。实同川连、枳实,名小陷胸汤,治伤寒结胸。

【药物来源】为葫芦科植物栝楼 *Trichosanthes kirilowii* Maxim. 或双边栝楼 *Trichosanthes rosthornii* Harms 的干燥根。

【形态特征】1. 栝楼:攀援藤本,长达10 m。块根圆柱状,富含淀粉,淡黄褐色。茎粗,具纵棱。叶纸质,近圆形。雄花5~8朵成总状花序,雌花单生。果实椭圆形,熟时黄褐色。种子扁卵状椭圆形。

2. 双边栝楼:攀援藤本。块根条状,淡灰黄色,

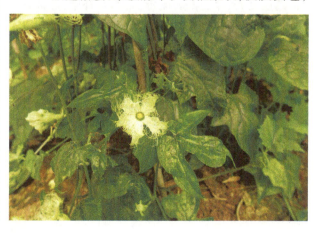

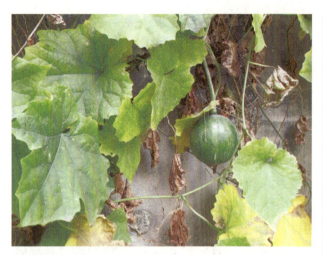

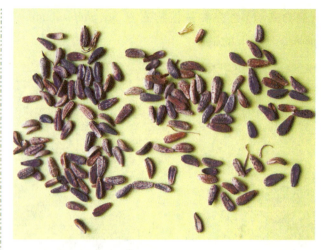

具突起。茎具纵棱。叶纸质,阔卵形。花雌雄异株,雄花单生或为总状花序,雌花单生。果实球形,熟时皮瓤橙黄色。种子扁卵状椭圆形。

【性味功效】味甘、微苦,性微寒。清热泻火,生津止渴,消肿排脓。

【古方选录】《仁斋直指方论·卷十七》玉壶丸:人参、栝楼根各等分。用法:上为末,炼蜜为丸,如梧桐子大。每服三十丸,麦门冬煎汤下。主治:消渴,引饮无度。

【用法用量】煎服,10～15 g;或入丸、散。

【使用注意】孕妇慎用。不宜与川乌、制川乌、草乌、制草乌、附子等同用。脾胃虚寒、大便滑泄者忌服。

【现代研究】天花粉含天花粉蛋白、天花粉凝集素等蛋白质,多糖,皂苷,黄酮类,氨基酸,淀粉等。有抗肿瘤,抗病毒,终止妊娠,降血糖,消炎,抑菌,调节免疫力等作用。

67　牛蒡子

【古籍原文】气平,味辛,无毒,主明目补中,除风伤。(一名恶实。酒蒸,拭净,焙)

　　牛蒡子气平,禀天秋平之金气,味甘无毒,得地西方之金味,入手太阴肺经。气味降多于升,阴也。

　　牛蒡气平清热,味辛散郁,郁热清,则目得血而能视矣,所以明目。中者阴之守也,人身阴阳,求之升降,牛蒡辛平清肺,肺气下降则阴生,所以补中也。风伤于卫,卫附皮毛,皮毛者肺之合也,辛平疏肺,则皮毛解散,所以除风伤也。

　　制方:牛蒡同紫草、犀角、生地,治痘血热不出。

同桔梗、甘草,治风热咽痛。

【药物来源】为菊科植物牛蒡 *Arctium lappa* L. 的干燥成熟果实。

【形态特征】二年生草本,高至 2 m。粗大肉质直根圆锥形。茎直立。基生叶丛生,茎生叶互生,叶广卵形或心形。头状花序在茎顶排成伞房状。瘦果呈弯曲倒长卵形,具细脉纹,有深褐色斑。

【性味功效】味辛、苦,性寒。疏散风热,宣肺透疹,解毒利咽。

【古方选录】《普济本事方·卷三》牛蒡子散:牛蒡子

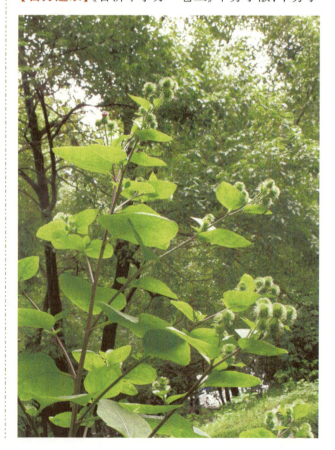

（隔纸炒）三两，新豆豉（炒）、羌活（去芦）各一两，干生地黄二两半，黄芪一两半（蜜炙）。用法：上为细末。每服二钱，空心、食前汤调下，日三次。主治：风热成历节，攻手指，作赤肿麻木，甚则攻肩背两膝，遇暑热或大便秘即作。

【用法用量】煎服，6～12 g；或入丸、散。

【使用注意】本品性寒，兼能滑肠通便，故虚寒或气虚便溏者慎用。

【现代研究】牛蒡子含牛蒡苷、牛蒡苷元等木脂素类，挥发油类，脂肪油类，萜类，酚酸衍生物等。有抑菌，消炎，抗病毒，抗肿瘤，治疗肾病，降血糖，止咳，保肝，保护神经等作用。

68 甘菊花（菊花）

【古籍原文】气平，味苦，无毒。主诸风，头眩肿痛，目欲脱，泪出，皮肤死肌，恶风湿痹。久服利血气，轻身耐老延年。

甘菊气平，禀天秋平之金气，入手太阴肺经；味苦无毒，得地南方之火味，入手少阴心经。气味俱降，阴也。

味苦清火，火抑金胜，发花于秋，其禀秋金之气独全，故为制风木之上药。诸风皆属于肝，肝脉连目系上出额，与督脉会于巅，肝风炽，则火炎上攻头脑而眩，火盛则肿而痛；其主之者，味苦可以清火，气平可以制木也。

肝开窍于目，风炽火炎，则目胀欲脱；其主之者，制肝清火也。手少阴之正脉，上走喉咙，出于面，合目内眦，心为火，火甚则心系急而泪出；其主之者，苦

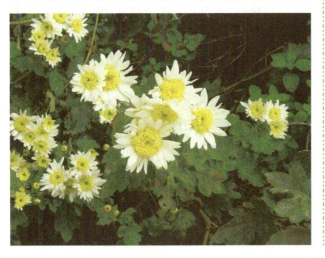

平可以降火也。

皮肤乃肺之合，肌肉乃脾之合，木火刑肺金脾土，则皮肤肌肉皆死；甘菊禀金气，具火味，故平木清火而主皮肤死肌也。其主恶风湿痹者，风湿成痹，风统于肝；甘菊气平，有平肝之功，味苦有燥湿之力也。

久服利血气者，肺主气，气平益肺，所以有利于气；心主血，味苦清心，所以有利于血。利于气，气充身自轻；利于血，血旺自耐老。气血皆利，其延年也必矣。

制方：甘菊捣汁，治疗疮。重九采花，末服，治酒醉不醒。同杞子，丸服，终身无目疾疮痕。同谷精草、绿豆皮等分，末，治目翳。

【药物来源】为菊科植物菊 Chrysanthemum morifolium Ramat. 的头状花序。

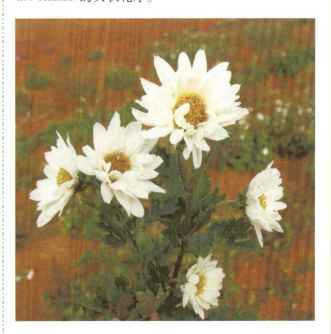

【形态特征】多年生草本，高 60～150 cm。茎直立，被柔毛。叶互生，卵形至披针形，下面被白色短柔毛。头状花序直径 2.5～20 cm，大小不一，舌状花白色、红色、紫色或黄色。瘦果不发育。

【性味功效】味甘、苦，性微寒。散风清热，平肝明目，清热解毒。

【古方选录】《普济方·卷四〇四》白菊花散：白菊花、绿豆皮、谷精草（去根）各一两，夜明砂一两。用法：上为末。三岁一钱，加干柿一个，生粟米泔一盏，共一处煎，候米泔尽，只将干柿去核食之，不拘时候，一日可三枚；五七日可救。主治：小儿疮痘入眼及生

翳障。

【用法用量】煎服,5～10 g;泡茶饮,或入丸、散。散风清热宜选用黄菊花,平肝明目宜选用白菊花。

【使用注意】气虚胃寒、食少便溏者不宜多用。久服味苦伤津,泡茶饮宜配伍养阴润燥之品。

【现代研究】菊花含木樨草苷等黄酮类,三萜类,挥发油类,有机酸类,氨基酸类等。有抗氧化,抑菌,抗肿瘤,消炎,抗病毒,驱铅,抗衰老,耐疲劳,保肝,抗黑色素沉着,抗溃疡等作用。

69 丹皮(牡丹皮)

【古籍原文】气寒,味辛,无毒。主寒热中风,瘛疭,惊痫,邪气,除症坚瘀血留舍肠胃,安五脏,疗痈疮。

丹皮气寒,禀天冬寒之水气,入手太阳寒水小肠经;味辛无毒,得地西方之金味,入手太阴肺经。气味降多于升,阴也。

寒水太阳经,行身之表而为外藩者也,太阳阴虚,则皮毛不密而外藩不固,表邪外入而寒热矣;其主之者,气寒可以清热,味辛可以散寒解表也。肝者,风木之脏也,肺经不能制肝,肝风挟浊火上逆,中风、瘛疭、惊痫之症生矣;丹皮辛寒,益肺平肝,肝不升而肺气降,诸症平矣。小肠者,受盛之官,与心为表里,心主血,血热下注,留舍小肠,瘀积成痕,形坚可征;丹皮寒可清热,辛可散结,所以入小肠而除痕也。五脏藏阴者也,辛寒清血,血清阴足而藏安也。荣血逆于肉里,乃生痈疮;丹皮辛寒,可以散血热,所以和荣而疗痈疮也。

制方:丹皮同防风,末,酒服,治癫疝。同麦冬、

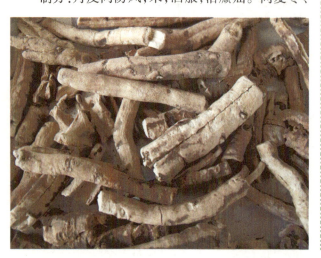

五味、白茯、甘草、木通、生地,治心包络之火。

【药物来源】为毛茛科植物牡丹 *Paeonia suffruticosa* Andr. 的干燥根皮。

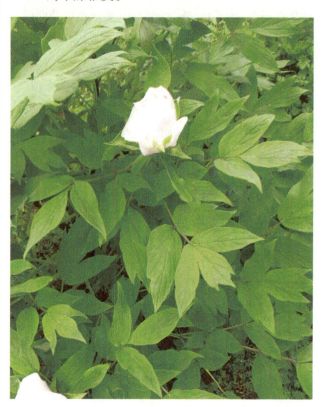

【形态特征】多年生落叶灌木,高达 2 m。根粗大。根茎肥厚。茎直立,分枝短而粗,黑灰色。叶互生,常为二回三出复叶。花两性,单生枝顶,大型,花色变异大。蓇葖果长圆形,被黄褐色硬毛。

【性味功效】味苦、辛,性微寒。清热凉血,活血化瘀。

【古方选录】《严氏济生方·卷四》牡丹散:牡丹皮、防风各二两。用法:上药治下筛。每服方寸匕,酒送下,一日三次。主治:癫疝,卵偏大,气胀不能动。

【用法用量】煎服,6～12 g;或入丸、散。清热凉血宜生用,活血祛瘀宜酒炙用。

【使用注意】孕妇慎用。血虚有寒,月经过多者慎服。

【现代研究】牡丹皮含酚类及酚苷类,单萜及其苷类,三萜,甾醇类,挥发油类,黄酮类,香豆素等。有抗病原微生物,抗心肌缺血,保肝,降血糖,调节免疫力,镇痛,抗动脉粥样硬化等作用。

70 黄 连

【古籍原文】气寒,味苦,无毒。主热气目痛,眦伤泪

出,明目,肠澼腹痛下痢,妇人阴中肿痛。久服令人不忘。(酒炒,吴茱萸同炒,姜汁炒)

黄连气寒,禀天冬寒之水气,入足少阴肾经;味苦无毒,得地南方之火味,入手少阴心经。气味俱降,阴也。

其主热气目痛者,心主火,火气热,心病舍肝,肝开窍于目也;黄连苦寒,所以清火也。手少阴之正,出于面,合目内眦,手少阴为心火,火盛则心系急而泪出,眦伤泪出皆心火也;黄连清心,所以主之。实则泻其子,心者肝木之子也,清心则肝邪泻,所以明目也。大肠为庚金之腑,心火乘之,则津液化成脓血,痛而下痢矣;其主之者,寒以清火,苦以泄热也。北方黑色,入通于肾,开窍于二阴,妇人阴中乃肾窍也,热胜则肿,肿痛者火盛也,黄连入肾,寒苦清火,所以主之。其久服令人不忘者,入心清火,火清则心明,能记忆也。

制方:黄连同西河柳、黄芩、黄柏、石膏、知母、甘草,治痧疹已透,烦躁不止。同当归、枣仁、圆肉、生地、黄芩、黄柏、黄芪,治火证盗汗。同槐花、枳壳、乳香、没药,治痢纯血腹痛。同五味、麦冬、干葛,治酒病。同麦冬、五味,治卒消渴小便多。同人参、莲子,治虚痢。专为末,丸,名泻心丸,治心实心痛。同吴萸、神曲,丸,治肝火作痛。同白术、陈皮、神曲,丸,名四物丸,治胸中嘈杂作痛。同白茯,治思想所致白淫。同木香,丸,名香连丸,治痢。同炮姜,末,治气

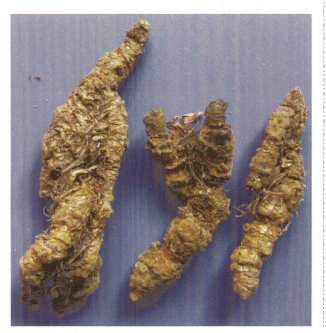

痢后重。

【药物来源】为毛茛科植物黄连 *Coptis chinensis* Franch. 、三角叶黄连 *Coptis deltoidea* C. Y. Cheng et Hsiao. 或云南黄连 *Coptis teeta* Wall. 的干燥根茎。

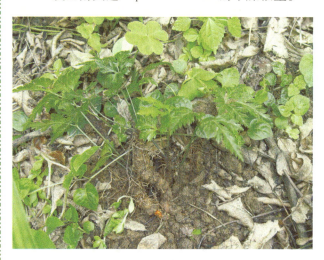

【形态特征】1. 黄连:多年生草本,高 15～25 cm。根茎黄色,常分枝,密生须根。叶基生,稍带革质,卵状三角形,三全裂。二歧或多歧聚伞花序生花 3～8 朵。蓇葖果 6～12 颗。种子长椭圆形。

2. 三角叶黄连:特点是根茎不分枝或少分枝。叶片纸质,卵形,三全裂。花萼狭卵形;花瓣近倒披针形,均较宽。种子不育。

3. 云南黄连:特点是根茎较少分枝,节间密。叶片卵状三角形,三全裂,中央裂片卵状菱形。多歧聚伞花序有花 3～5 朵,花瓣匙形至卵状匙形。

【性味功效】味苦,性寒。清热燥湿,泻火解毒。

【古方选录】《圣济总录·卷七十五》香连丸:木香、黄连(去须,炒)、甘草(炙,锉)、肉豆蔻(去壳)各等分。用法:上为末,砂糖为丸,如梧桐子大。每服十五丸,空心米饮送下。主治:热痢。

【用法用量】煎服,2～5 g;或入丸、散。外用适量。生黄连长于清热燥湿,泻火解毒;酒黄连善清上焦火热,用于目赤,口疮;姜黄连清胃和胃止呕,用于寒热互结,湿热中阻,痞满呕吐;萸黄连疏肝和胃止呕,用于肝胃不和,呕吐吞酸。

【使用注意】本品大苦大寒,久服或过量服用易伤脾胃,故脾胃虚寒,胃虚呕恶,脾虚泄泻或阳虚里寒之五更肾泻者均忌用。苦燥伤津,阴虚津伤者慎用。

【现代研究】黄连含小檗碱、表小檗碱、黄连碱、巴马

汀等异喹啉生物碱类,木脂素类,香豆素,黄酮,萜类等。有抗菌,抗病毒,抗心律失常,降血糖,降血压,调节血脂,抗肿瘤等作用。

71 黄芩

【古籍原文】气平,味苦,无毒。主诸热,黄疸,肠澼泄痢,逐水,下血闭,恶疮疽蚀,火疡。(酒炒)

黄芩气平,禀天秋凉之金气,入手太阴肺经;味苦无毒,得地南方之火味,入手少阴心经。气味俱降,阴也。

心者火脏也,十二官之君,诸热之主也;苦平清心,故主诸热。黄疸者,湿热乘脾之症也,脾为太阴湿土,土湿热,则本色现而发黄疸;黄芩苦平清肺,肺亦太阴,太阴湿热退,而脾疸亦平也。肺与大肠为表里,大肠湿热则肠澼泄痢;黄芩清肺,肺清则通调水道而湿热下逐,肠肺复其燥金之气,而泄痢愈矣。肺司水道,热则肺失清肃之令而水道不通,水因而蓄焉;黄芩清肺,则化气下及膀胱而水下逐矣。血闭者,实热在血分而经闭不通也;心主血,味苦清心,则能下泄,所以主之。恶疮疽蚀者,疮疽败坏溃腐而不收口也;火疡者,火伤疮也;皆心火有余而腐坏肺之

皮毛也。苦平清心肺,所以主诸痛痒疮疡也。

制方:黄芩同白芍、甘草,名黄芩汤,治湿热肠痛及泻痢。同白芍、甘草、半夏,治吐泻。同白芍、麦冬、白术,治胎不安内热。

【药物来源】为唇形科植物黄芩 *Scutellaria baicalensis* Georgi 的干燥根。

【形态特征】多年生草本,高 30 ~ 120 cm。主根长、大,略呈圆锥状,褐色。根茎肥厚,肉质。茎基部伏地,上升,钝四棱形。叶坚纸质。总状花序顶生或腋生,偏向一侧。小坚果 4 颗,卵球形,黑褐色。

【性味功效】味苦,性寒。清热燥湿,泻火解毒,止血,安胎。

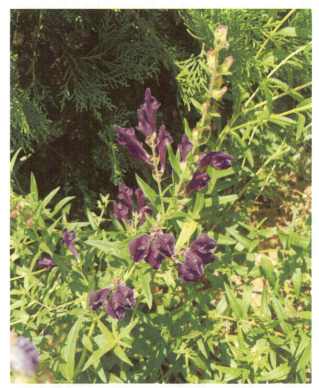

【古方选录】《伤寒论·卷四》黄芩汤:黄芩三两,芍药二两,甘草(炙)二两,大枣(擘)十二枚。用法:上四味,以水一斗,煮取三升,去滓,温服一升,日二服,夜一服。功用:清热止痢。主治:太阳与阳明合病,自下利者;泄泻或痢疾。身热不恶寒,腹痛,口苦咽干,舌苔黄,脉弦数。

【用法用量】煎服,3 ~ 10 g;或入丸、散。清热泻火、解毒宜生用;安胎宜清炒用;清上焦热宜酒炙用。

【使用注意】本品苦寒伤胃,脾胃虚寒者不宜使用。血虚胎动不安者忌用。

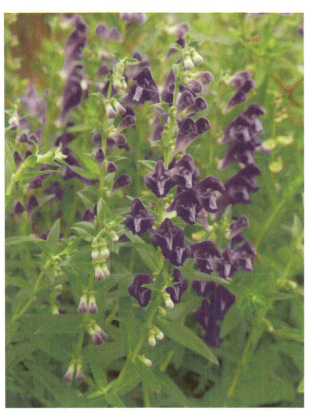

【现代研究】黄芩含黄芩苷、黄芩素等黄酮及黄酮苷类,多糖类,挥发油类,氨基酸,淀粉等。有抗菌,抗病毒,抗氧化,抗过敏,抗肿瘤,增强免疫力,消炎,保护神经等作用。

72 连翘

【古籍原文】气平,味苦,无毒。主寒热,鼠瘘瘰疬,痈肿恶疮,瘿瘤结热,蛊毒。(去心用)

连翘气平,禀天秋平之金气,入手太阴肺经;味苦无毒,得地南方之火味,入手少阴心经、手厥阴心包络经。气味俱降,阴也。

心包络者,臣使之官,喜乐出焉,其经别属三焦,出循喉咙,出耳后,合少阳,郁则包络之火上炎经络,而成寒热、鼠瘘、瘰疬矣;连翘轻清平苦,轻而扬之、因而越之,结者散而寒热愈也。痈肿恶疮,皆生于心火;连翘味苦清心,所以主之。瘿瘤结热,亦心包络之郁结火也;其主之者,轻扬有散结之功也。蛊毒因辛热而成,辛热则生虫也;连翘平能清而苦能泄,热解虫化而蛊自消也。

制方:连翘同脂麻,治瘰疬。同贝母、白芷、甘草、金银花、玄参、薄荷、夏枯草、白及,治同上。

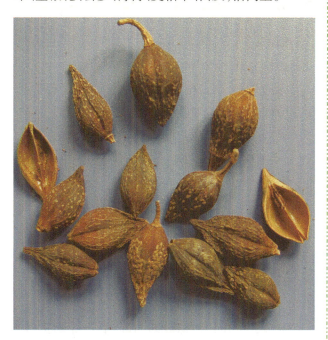

【药物来源】为木犀科植物连翘 *Forsythia suspensa* (Thunb.) Vahl 的干燥果实。

【形态特征】落叶灌木。枝开展或伸长,稍带蔓性,

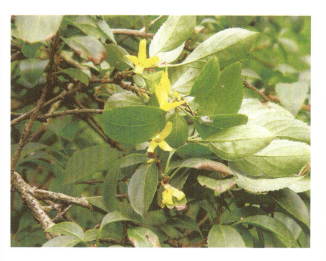

小枝土黄色或灰褐色,略呈四棱形。单叶对生,3 裂至三出复叶。花先于叶开放,腋生,花冠黄色。蒴果狭卵形略扁,先端有短喙,熟时 2 瓣裂。

【性味功效】味苦,性微寒。清热解毒,消肿散结,疏散风热。

【古方选录】《素问病机气宜保命集·卷下》连翘汤:连翘二斤,瞿麦一斤,大黄三两,甘草一两。用法:上㕮咀。每服一两,水二碗,煎至一盏半,早食后已时服。服药十余日后,可于临泣穴灸二七壮。服药不可住止,至六十日决效。主治:瘰疬马刀。

【用法用量】煎服,6 ~ 15 g;或入丸、散。青翘偏于清热解毒;老翘长于透散风热;连翘长于清心泻火,常用于邪热蒙蔽心包。

【使用注意】脾胃虚寒,气虚痈疽已溃脓色清淡者不宜服用。

【现代研究】连翘含连翘酯苷 A、连翘酯苷 C 等苯乙醇苷类,木脂素类,挥发油类,黄酮类,萜类,酚酸类等。有抗菌,消炎,抗病毒,保肝,抗肿瘤,调节免疫力,抗氧化,解热镇痛等作用。

73 天麻

【古籍原文】气平,味辛,无毒。主诸风湿痹,四肢拘挛,小儿风痫惊气,利腰膝,强筋力。久服益气,轻身长年。

天麻气平,禀天秋平之金气;味辛无毒,得地西方之金味,入手太阴肺经。得天地之金气独全,故为制风木之上药。气降味升,阳也。

肝为风木,诸风皆属于肝,肝主血,血涩不通,则

湿感成痹也;其主之者,天麻气平味辛,入肺而通水道,能活血而散风也。四肢拘主之,因于湿,则大筋软短而成拘挛也,肺亦太阴,水道通调,则太阴湿行,而脾湿解拘挛愈矣。小儿风痫惊气,皆肝经血虚气亢,以致气逆而惊痫也;天麻味辛,辛则润血气平,平则镇惊也;辛平之品,润肝血而平肝气,肝主筋而位居下,故能利腰膝而强筋力也。久服辛平益肺,肺主气,所以益气,气充身自轻,而年自长也。

制方:天麻同半夏、黄芩、前胡、陈皮、白茯,治痰厥头痛。同白术、陈皮、白茯、车前,治饮在心下。同南星、前胡、陈皮、白茯,消一切风痰。

【药物来源】为兰科植物天麻 *Gastrodia elata* Bl. 的干燥块茎。

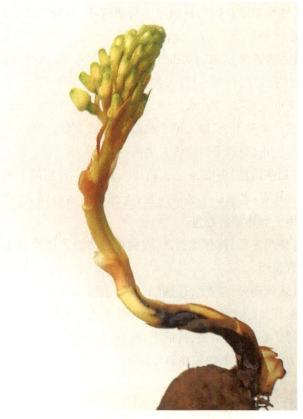

【形态特征】腐生草本,高至 1 m,有时达 2 m,全体不含叶绿素。根茎肥厚,肉质,椭圆形,具横环纹。茎直立,圆柱形,黄赤色。叶呈膜质鳞片状。总状花序穗状,花黄赤色。蒴果倒卵状椭圆形。

【性味功效】味甘,性平。息风止痉,平抑肝阳,祛风通络。

【古方选录】《普济方·卷三一七》引《十便良方》天麻酒:天麻(切)、牛膝、附子、杜仲各二两。用法:上

药细锉,以生绢袋盛,用好酒一斗五升,浸经七日,每服温饮下一小盏。主治:妇人风痹,手足不遂。

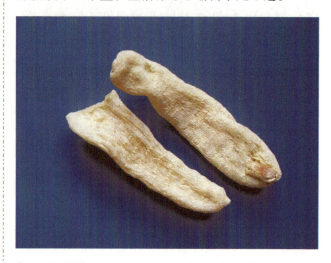

【用法用量】煎服,3~10 g;或入丸、散,浸酒、炖汤等。

【使用注意】本品甘平质润,药性平和,虽可用于虚证眩晕,但终属祛邪之剂,气血虚弱较甚者当慎服。

【现代研究】天麻含天麻素等酚类,有机酸类,多糖类,甾体类,氨基酸与多肽等。有益智,护脑,镇痛,镇静催眠,抗癫痫,抗晕眩,降血压,降血脂,抗氧化,保肝,抗肿瘤,增强免疫力等作用。

74 木 通

【古籍原文】气平,味辛,无毒。主除脾胃寒热,通利九窍血脉关节,令人不忘,去恶虫。

木通气平,禀天秋平之金气;味辛无毒,得地西方之金味,专入手太阴肺经。气降味苦,阴也。

其除脾胃寒热者,盖饮入于胃,游溢精气,上输于脾,脾气散精,上归于肺,肺气通调水道,乃下输膀胱,如水道不通,则饮留于脾胃而发寒热矣;木通入肺,以通水道,故除脾胃寒热也。九窍者,耳目鼻各二,口大小便各一也;木通气平则利,味辛则通,所以通利九窍血脉关节也。其令人不忘者,心藏神而属火,水道通则心火有制,神清多记忆也。湿热不除,则化生恶虫;水道通,则湿热有去路,故恶虫不生也。

制方:木通同生地、炙草、竹叶,治心热便赤。同白茯、泽泻、车前、猪苓、灯心,治癃闭。同牛膝、生地、天冬、麦冬、五味、黄柏、甘草,治尿血。同生地、甘草、赤茯、竹叶,名导赤散,泻小肠之火。

【药物来源】为木通科植物木通 *Akebia quinata* (Houtt.) Decne.、三叶木通 *Akebia trifoliata* (Thunb.) Koidz. 或白木通 *Akebia trifoliata* (Thunb.) Koidz. subsp. *australis* (Diels) Rehd. 的干燥藤茎。

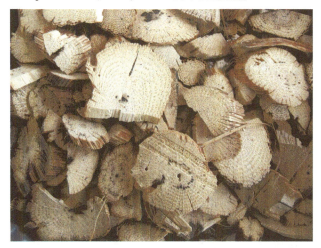

【形态特征】1.木通:落叶木质缠绕藤本。茎纤细,灰褐色,有纵纹。掌状复叶互生或在短枝上簇生,小叶5片,纸质,倒卵形或椭圆形。短总状花序腋生。蓇葖果肉质,长椭圆形,熟时紫色,开裂。种子多数。

2.三叶木通:特点是叶为三出复叶,小叶卵圆形至阔卵形,长宽变化很大,纸质或薄革质,先端钝圆、微凹或具短尖。果长圆形,熟时灰白色略带淡紫色。

3.白木通:特点是小叶全缘,有时略具少数不规则的浅缺刻,质地较厚。果长圆形,熟时黄褐色。

【性味功效】味苦,性寒。利尿通淋,清心除烦,通经下乳。

【古方选录】《太平圣惠方》木通散:木通、紫苏根、陈

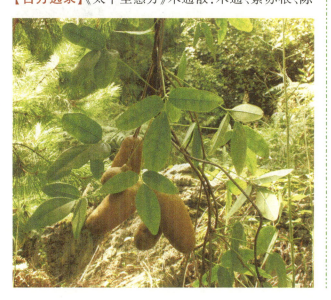

皮(去白)、甘草(炙)各一两。用法:上咬咀,每服一两,水二盏,生姜三片,枣子一枚,灯芯十茎,煎至一盏,去滓,通口服,不拘时候。主治:胁肋刺痛膨胀,小便赤涩,大便不利或浮肿。

【用法用量】煎服,3~6 g;或入丸、散。

【使用注意】本品性寒滑利,孕妇慎用。苦寒伤胃且滑利,故内无湿热,或津亏,或精滑尿频者不宜使用。

【现代研究】木通含木通苯乙醇苷 B 等苯乙醇苷类,三萜皂苷类,木脂素苷类,香豆素类,酚类,有机酸,多糖类,油脂等。有利尿,抗菌,抗血栓,抗抑郁,抑制酪氨酸酶活性等作用。

75 车前子

【古籍原文】气寒,味甘,无毒。主气癃,止痛,利水道,通小便,除湿痹。久服轻身耐老。

车前气寒,禀天冬寒之水气,入足太阳寒水膀胱经;味甘无毒,得地中正之土味,入足太阴湿土脾经。气降味和,阴也。

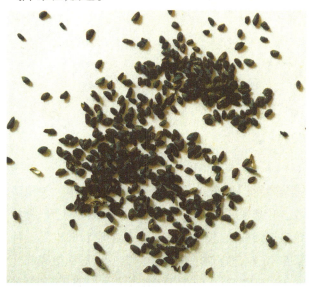

膀胱者州都之官,津液藏焉,气化则能出矣,出气不化,闭塞下窍,而为癃闭;其主之者,寒能化热,甘能化气也。小便者,心火之去路也,火结于膀胱,则小便痛矣;其止痛者,气寒能清火也。饮入于胃,游溢精气,上输于脾,脾气散精,上归于肺,肺乃下输膀胱;车前味甘,甘能益脾,脾气散精,则肺气通行,故水道通,小便利也。益脾利水,则湿下逐,故又除湿痹也。久服轻身耐老者,指有病者而言也。人身

有湿则身重,湿逐则身轻,湿逐脾健,脾主血,血充故耐老也。不然,滑泄之品,岂堪久服者哉。

制方:车前同木通、沉香、陈皮、升麻,治气癃。同二术、木瓜、石斛、萆薢、白茯、五加皮,治湿痹。同白芍、白茯、扁豆、甘草,治水泄。同生地、牛膝、天冬、麦冬、黄柏、五味、杞子、人参、白胶,治尿血及女子血淋。专末服,治暴泄。

【药物来源】为车前科植物车前 *Plantago asiatica* L. 或平车前 *Plantago depressa* Willd. 的干燥成熟种子。

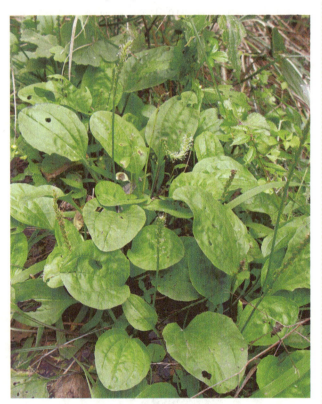

【形态特征】1. 车前:二年生或多年生草本。须根多数。叶基生,莲座状,宽卵形。花茎数个,上升,穗状花序细圆柱状,长 3～40 cm。蒴果卵状圆锥形。种子 5～6 粒,椭圆形,黑褐色至黑色,背腹面微隆起。

2. 平车前:一年生或二年生草本。直根长,具多数侧根。叶椭圆形至卵状披针形。蒴果卵状圆锥形。种子 4～5 粒,椭圆形,腹面平坦,黄褐色至黑色。

【性味功效】味甘,性寒。清热利尿通淋,渗湿止泻,明目,祛痰。

【古方选录】《仙拈集·卷一》车术散:白术、车前子各等分。用法:上为末。每服三钱,米饮送下。小儿减半。主治:暑热暴泻。

【用法用量】煎服,9～15 g,入汤剂宜包煎;或入丸、散。

【使用注意】本品性滑利,孕妇及肾虚精滑者宜慎用。

【现代研究】车前含毛蕊花糖苷等苯乙醇苷类,京尼平苷酸等环烯醚萜类,黄酮类,甾体,三萜类,挥发油,多糖类,生物碱等。有利尿,降血糖,降血脂,降尿酸,护肝,消炎,明目等作用。

76　泽　泻

【古籍原文】气寒,味甘,无毒。主风寒湿痹,乳难,养五脏,益气力,肥健,消水。久服耳目聪明,不饥,延年轻身,面生光,能行水上。

泽泻气寒,禀天冬寒之水气,入足太阳寒水膀胱经;味甘无毒,得地中正之土味,入足太阴脾经。气降味和,阴也。

其主风寒湿痹者,风寒湿三者合而成痹,痹则血闭而肌肉麻木也;泽泻味甘益脾,脾湿去,则血行而肌肉活,痹证瘳矣。其主乳难者,脾统血,血不化,乳所以难也;味甘益脾,脾湿行则血运而乳通也。其主养五脏、益气力、肥健者,盖五脏藏阴者也,而脾为之原,脾主肌肉而性恶湿;泽泻泻湿,湿去则脾健,脾乃后天之本,所以肌肉长而气力益,阴血充而五脏得所养也。其消水者,入膀胱气寒下泄也。久服耳目聪明、不饥、延年轻身者,肾与膀胱为表里,膀胱水道

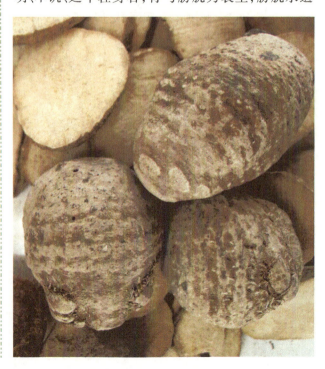

通,则肾之精道固,精足则气充,肾开窍于耳,所以耳聪;水之精为目瞳子,所以明目。肾者胃之关,关门固所以不饥;肾气纳,所以延年轻身也。其言面生光、能行水上者,脾为湿土,湿则重,燥则轻,轻则能行水上;脾统血,血充则面有光彩也,盖表其利水有固肾之功,燥湿有健脾之效也。

制方:泽泻同白茯、白术、猪苓、肉桂,名五苓散,治湿热。同山药、山萸、白茯、丹皮、生地、北味,名都气汤,补肾真阴,及小儿行语迟。同白茯、建兰叶、猪苓,治饮痰咳嗽。

【药物来源】为泽泻科植物东方泽泻 Alisma orientale (Sam.) Juzep. 的干燥块茎。

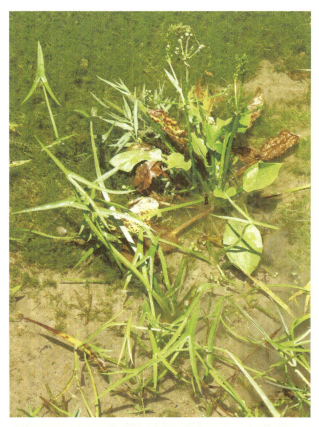

【形态特征】多年生水生或沼生草本。块茎球形,直径 1～3.5 cm,或更大,外皮褐色,密生多数须根。叶根生。轮生状圆锥花序。瘦果多数,椭圆形或近矩圆形,扁平,褐色。

【性味功效】味甘、淡,性寒。利水渗湿,泻热,化浊降脂。

【古方选录】《金匮要略·卷中》泽泻汤:泽泻五两,白术二两。用法:上二味,以水二升,煮取一升,分温再服。主治:饮停心下,头目眩晕,胸中痞满,咳逆水肿。

【用法用量】煎服,6～10 g;或入丸、散。

【使用注意】肾虚精滑内无湿热者忌用。

【现代研究】泽泻含 23-乙酰泽泻醇 B 等三萜类,倍半萜类,二萜类,多糖类,生物碱,脂肪酸,蛋白质,氨基酸等。有利尿,抗肾结石形成,降血脂,抗氧化,降血糖,免疫调节,抗肿瘤等作用。

77 草 薢

【古籍原文】气平,味苦,无毒。主腰脊痛强,骨节风寒湿周痹,恶疮不瘳。

草薢气平,禀天秋降之金气,入手太阴肺经;味苦无毒,得地南方之火味,入手少阴心经。气味俱降,阴也。

太阳寒水经,挟脊抵腰中,太阳有湿则阳气不布,腰脊强而痛矣,太阳经行身表、附皮毛而为外卫者也,皮毛者肺之合;草薢气平入肺,味苦燥湿,肺之皮毛理而太阳之湿亦逐,所以主腰脊强痛也。骨节者,节辖之处也,亦属太阳经,湿流孔窍,故风寒湿合而成痹,则周身麻木而骨节更甚也;其主之者,草薢入肺,肺通调水道,下输膀胱,可以去太阳之湿而理痹也。恶疮、热气皆属心火,草薢味苦清心,心火退,则疡疮愈而热气解矣。

制方:草薢同莲子、白茯、车前、木通、泽泻、牛膝、甘草、黄柏,可分清治湿。同杜仲,治腰脚痹软。同菖蒲、益智、乌药,治白浊。佐杜仲、肉苁蓉、菟丝子、北味,丸,名金刚丸,治筋痿足不能行。

【药物来源】为薯蓣科植物绵草薢 Dioscorea septemloba Thunb.、福州薯蓣 Dioscorea futschauensis Uline ex R. Knuth 或粉背薯蓣 Dioscorea hypoglauca Palibin 的

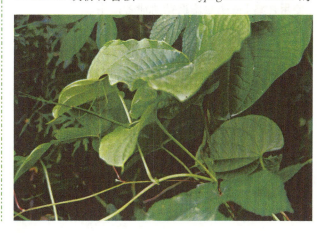

干燥根茎。

【形态特征】1.绵萆薢：多年生缠绕草质藤本。根状茎横生,圆柱形,浅黄色,质地疏松。茎左旋,无毛。单叶互生,叶二型。花雌雄异株,雄花序穗状,腋生。蒴果三棱形,棱翅状。种子2粒。

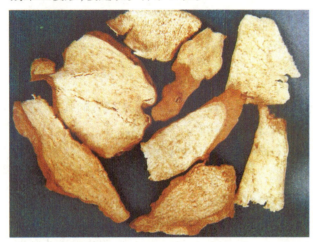

2.福州薯蓣：多年生缠绕草质藤本。根状茎横生,不规则长圆柱形,黄褐色。茎左旋,无毛。单叶互生,微革质。花雌雄异株,雄花序总状,腋生。蒴果三棱形,棱翅状。种子扁圆形。

3.粉背薯蓣：多年生缠绕草质藤本。根状茎横生,竹节状,须根细长弯曲。茎左旋,长圆柱形。单叶互生。花雌雄异株,雄花序腋生。蒴果三棱形,两端平截,栗棕色。种子2粒。

【性味功效】味苦,性平。利湿去浊,祛风除痹。

【古方选录】《圣济总录·卷八十五》萆薢散：萆薢二两,桂(去粗皮)三分,杜仲(去粗皮,锉,炒)一两。用法：上为散。每服二钱匕,温酒调下,不拘时候。主治：腰脚冷痹不仁,行步无力。

【用法用量】煎服,10～15 g；或入丸、散。

【使用注意】肾阴亏虚遗精滑泄者慎用。

【现代研究】萆薢含甾体类,二芳基庚烷类,木脂素类,三萜皂苷类,黄酮类,香豆素类,有机酸等。有降尿酸,保护肾脏,抗骨质疏松,消炎镇痛,免疫调节,抗菌,抗氧化,抗肿瘤等作用。

78 防 己

【古籍原文】气平,味辛,无毒。主风寒温疟热气诸痫,除邪,利大小便。

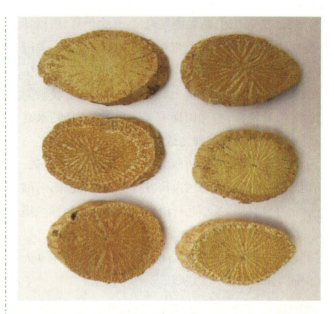

防己气平,禀天秋降之金气；味辛无毒,得地西方燥金之味,入手太阴肺经。气味降多于升,阴也。

风寒温疟者,感风寒而患但热不寒之疟也；诸痫热气者,心有热而患一切风痫也。温热皆为阳邪,痫疟皆属风木,防己气平可以清阳邪,味辛可以平风木,而消风痰也。除邪者,辛平之品,可除湿热之邪也。小便出于膀胱,膀胱津液,肺气化乃出；防己气平可以化气,故利小便。大便出于大肠,肺与大肠为表里；味辛可以润肠,故利大便也。但臭恶伤胃,宜慎用之。

制方：防己同黄芪、桂枝、白茯、甘草,治皮水。同黄芪、白术、甘草、生姜、大枣,治风水,恶风汗出,身重脉浮。

【药物来源】为防己科植物粉防己 *Stephania tetrandra* S. Moore 的干燥根。

【形态特征】多年生草质藤本,高 1～3 m。主根肉质,块根通常圆柱状,外皮淡棕色或棕褐色,具横纹。

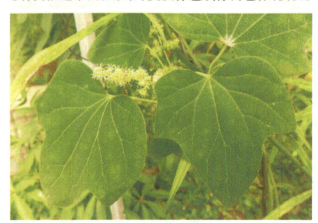

小枝有直线纹。叶纸质,阔三角形。花序头状腋生,总状排列。核果成熟时近球形,红色。

【性味功效】味苦,性寒。祛风止痛,利水消肿。

【古方选录】《金匮要略·卷上》防己黄芪汤:防己一两,甘草(炒)半两,白术七钱半,黄芪(去芦)一两一分。用法:上锉,如麻豆大。每抄五钱匕,加生姜四片,大枣一枚,水一盏半,煎至八分,去滓,温服,良久再服。服后当如虫行皮中,从腰下如冰,后坐被上,又以一被绕腰下,温令微汗。主治:风水或风湿。脉浮,身重,汗出恶风者。肌表气虚,风湿外客,一身尽重,关节烦疼,或腿足浮肿,汗出恶风,脉浮者。

【用法用量】煎服,5～10 g;或入丸、散。

【使用注意】本品苦寒易伤胃气,故脾胃虚寒胃纳不佳,阴虚体弱者应慎用。本品又称"汉防己",另有马兜铃科植物广防己 Aristolochia fangchi Y. C. Wu ex L. D. Chow et S. M. Hwang 的干燥根称"木防己",曾将二者统称为"防己",但"木防己"的根含马兜铃酸,有肾毒性,为保证用药安全,现已禁用。

【现代研究】粉防己含粉防己碱和防己诺林碱等生物碱类,甾体类,黄酮类等。有抗肿瘤、抗神经毒性、抗菌、抗病毒、抗血小板聚集、降血压、抗心肌缺血、抗矽肺、抗肝纤维化等作用。

79 大 黄

【古籍原文】气寒,味苦,无毒。主下瘀血,血闭寒热,破症瘕积聚,留饮宿食,荡涤肠胃,推陈致新,通利水谷,调中化食,安和五脏。

大黄气寒,禀天冬寒之水气,入手太阳寒水小肠经;味苦无毒,得地南方之火味,入手少阴心经、手少阳相火三焦经。气味俱降,阴也。

浊阴归六腑,味厚则泄,兼入足阳明胃经、手阳明大肠经,为荡涤之品也。味厚为阴,则入阴分,血者阴也,心主者也,血凝则瘀;大黄入心,味苦下泄,故下瘀血。血结则闭,阴不和阳,故寒热生焉;大黄味苦下泄,则闭者通,阴和于阳而寒热止矣。症瘕积聚,皆有形之实邪,大黄所至荡平,故能破之。小肠为受盛之官,无物不受,传化失职则饮留食积矣;大黄入小肠而下泄,所以主留饮宿食也。味厚则泄,浊

阴归腑;大黄味厚为阴,故入胃与大肠而有荡涤之功也。消积下血,则陈者去而新者进,所以又有推陈致新之功焉;其推陈致新者,以滑润而能通利水谷,不使阻碍肠胃中也。肠胃无碍,则阳明胃与太阴脾调和,而食消化矣。饮食消化则阴之所生,本自五味,五脏主藏阴,阴生而藏安和矣。

制方:大黄同黄芩、沉香、礞石,丸,名滚痰丸,治痰症。同当归、槟榔,治痢初起。同甘草,治胃火食入即吐。

【药物来源】为蓼科植物掌叶大黄 *Rheum palmatum* L.、唐古特大黄 *Rheum tanguticum* Maxim. ex Regel. 或药用大黄 *Rheum officinale* Baill. 的干燥根和根茎。

【形态特征】1. 掌叶大黄:多年生粗壮草本,高达2 m。根及根茎粗壮,木质。茎直立中空。叶长宽近相等,掌状半5裂,叶上具乳突状毛。大型圆锥花序,花紫红色。瘦果矩卵圆形,两端下凹。

2. 唐古特大黄:高大草本,高 1.5～2 m。与掌叶大黄相似。区别:茎生叶掌状5深裂,裂片再三回羽状深裂,小裂片窄长披针形。花序分枝紧密,向上

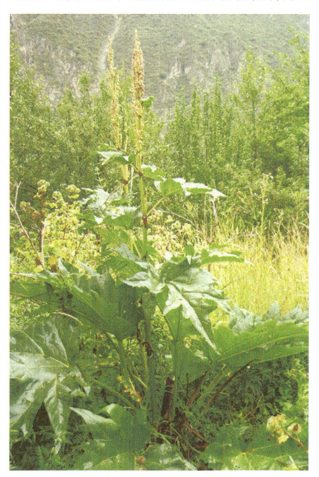

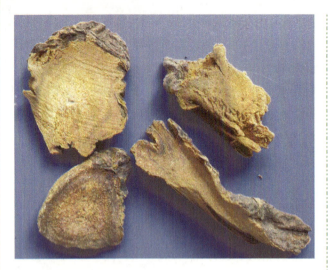

直立,紧贴于茎。

3. 药用大黄:高大草本,高 1.5 ~ 2 m。与掌叶大黄相似。区别:基生叶大型,叶片近圆形,掌状浅裂,裂片大锯齿状三角形。花淡黄绿色到黄白色。

【性味功效】味苦,性寒。泻下攻积,清热泻火,凉血解毒,逐瘀通经,利湿退黄。

【古方选录】《金匮要略·卷中》大黄甘草汤:大黄四两,甘草一两。用法:上二味,以水三升,煮取一升,分二次温服。主治:胃肠积热,浊腐之气上逆,食已即吐,吐势急迫,或大便秘结不通,苔黄,脉滑实者。

【用法用量】煎服,3 ~ 15 g,用于泻下不宜久煎;或入丸、散。外用适量,研末敷于患处。

【使用注意】孕妇及月经期、哺乳期慎用。本品苦寒伤胃又药性沉降,故凡表证未罢,脾胃虚寒,内无实积者均也应慎用。本品久服会导致便秘,故应中病即止,不宜常服久服。

【现代研究】大黄含芦荟大黄素、大黄酚、大黄素甲醚等蒽醌类,蒽酮类,多糖类,鞣质类,二苯乙烯类,苯丁酮类等。有泻下,降血压,抗菌,消炎,抗病毒,抗凝血,抗肿瘤,降血脂等作用。

80　灯心草

【古籍原文】气寒,味甘,无毒。主五淋。(生煮服之)

灯草气寒,禀天冬寒之水气,入手太阳寒水小肠经、足太阳寒水膀胱经;味甘无毒,得地中正之土味,入足太阴脾经。气味降多于升,阴也。

心与小肠为表里,小便者心火之去路也,心火结于小肠膀胱,则小便淋沥矣;灯心生煮服之,气寒清热,味甘化气,结者解而火下泄矣。

制方:灯心,焙,同炒盐共末,吹喉痹。煎汤调灯花末,涂乳,小儿吮之,止夜啼,

【药物来源】为灯心草科植物灯心草 *Juncus effusus* L. 的茎髓。

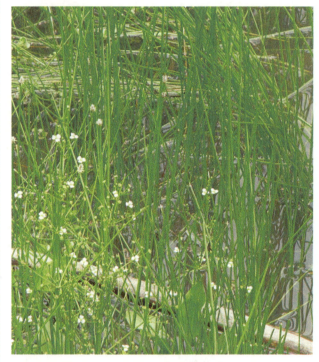

【形态特征】多年生草本,高 30 ~ 100 cm。根状茎横走,密生须根。茎丛生,柱状,具纵条纹,内充满白色髓心。叶低出,退化为刺芒状。聚伞花序假侧生,多花,淡绿色。蒴果长圆形,顶端钝或微凹。

【性味功效】味甘、淡,性微寒。清心火,利小便。

【古方选录】《本草纲目·草部第十五卷》引《瑞竹堂经验方·卷十一》灯草灰散①:灯心草一把。用法:灯草(用手一大握,除去两头),将灯草用新瓦一个盛之,又用新瓦一个盒之,以火焚烧成灰(阴阳瓦烧存性),再将盐一大匙头,就于瓦上炒。每取灯心草灰和盐,吹入喉中,每吹一捻,数次立愈。主治:喉风痹塞,咽喉肿痛,痰涎壅盛,语言难出,声如拽锯,汤水难下。

【用法用量】煎服,1 ~ 3 g;或入丸、散;鲜品单用,

---

① 灯草灰散:《本草纲目》引《瑞竹堂经验方》用灯心草烧灰存性加炒盐治疗喉痹,有方无名。依据《本草经解》所录制方,本书编撰时为便于应用,自拟方名"灯草灰散",并扩展《本草纲目》用法、主治等内容。

25～50 g。外用适量,煅制存性,研末撒敷或吹喉。

【使用注意】下焦虚寒,小便失禁者忌用。

【现代研究】灯心草含氨基酸类,糖类,萜类,甾体类,黄酮类,挥发油,酚类,有机酸等。有抗菌,镇静,抗氧化,利尿,止血等作用。

81 使君子

【古籍原文】气温,味甘,无毒。主小儿五疳,小便白浊,杀虫,疗泻痢。

　　使君子气温,禀天春和之木气,入足厥阴肝经;味甘无毒,得地中正之土味,入足太阴脾经。气味俱升,阳也。

　　小儿疳症,名虽有五,原皆由脾虚,脾虚则不健运,于是积聚生疳也;其主之者,味甘可以益脾,气温可以健运也。中气不足,则溲溺为之变,所以小便白而混浊也;其主之者,甘温益气,气足则清肃而便清也。甘温之品,则具条达之性,能泻脾经之湿热,湿热清,则泻利自止而虫不生,所以杀虫疗泻痢也。

　　制方:使君子同芦荟、芜荑、滑石、麦芽、厚朴、陈皮,杀疳虫,消疳积。专为末,治小儿蛔痛及虚肿。煎汤漱虫牙疼痛。

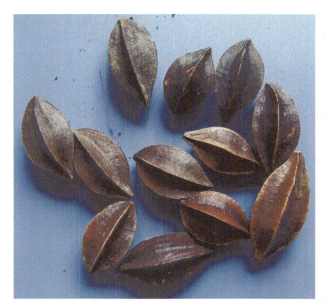

【药物来源】为使君子科植物使君子 Quisqualis indica L. 的干燥成熟果实。

【形态特征】攀援状灌木,高 2～8 m。小枝被棕黄色短柔毛。叶对生,卵形或椭圆形。穗状花序顶生,成伞房式。果橄榄形,具明显锐棱角 5 条,外果皮脆薄,呈青黑色或栗色。种子 1 粒,白色。

【性味功效】味甘,性温。杀虫消积。

【古方选录】《补要袖珍小儿方论·卷六》使君子散:使君子(去壳)。用法:上为极细末。五更早空心腹,用米饮调下。《证治准绳·幼科》本方用法:大者一钱,小者半钱,取虫出为度。主治:小儿蛔虫咬痛,口吐清沫。

【用法用量】煎服,使君子9～12 g,捣碎入煎剂;使君子仁6～9 g,多入丸、散或单用,作1～2次分服。小儿每岁1～1.5粒,炒香嚼服,一日总量不超过20粒。

【使用注意】与热茶同服,会引致呃逆、腹泻,故服药时忌饮浓茶。大量服用能引起呃逆、眩晕、呕吐、腹泻等不良反应,故应严格按照要求控制每日用量。

【现代研究】使君子含使君子氨酸等有机酸类,葫芦巴碱等生物碱类,脂肪酸类,氨基酸,蔗糖等。有抗真菌,驱蛔虫,驱蛲虫,利尿等作用。过量或服用生品会引致变态反应,甚至引致中毒反应。

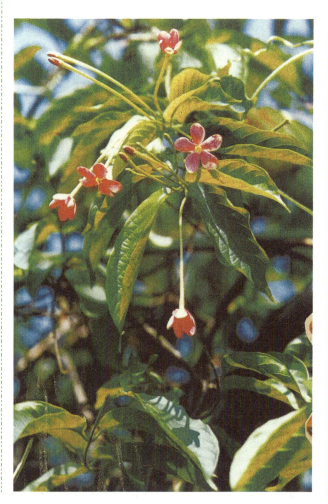

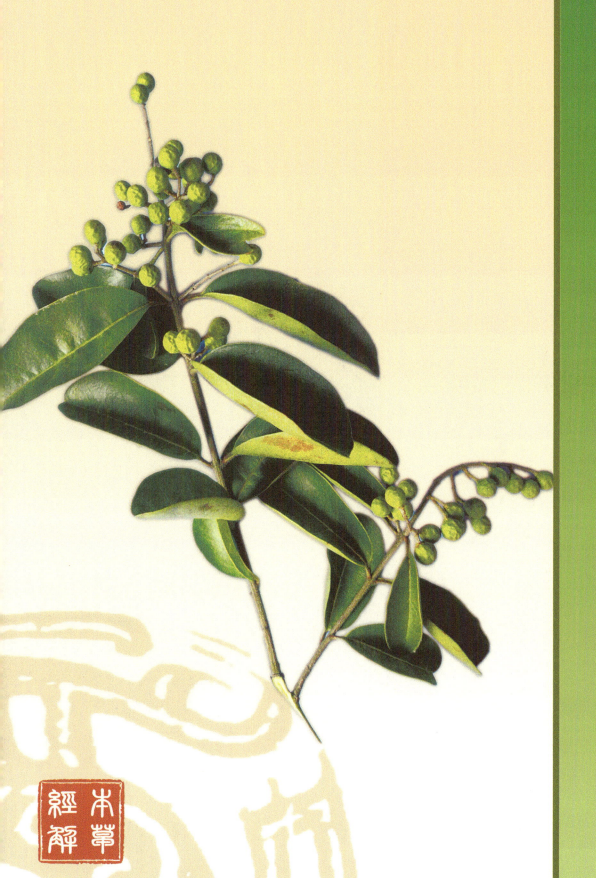

卷三

木 部

82 枸杞子

【古籍原文】气寒,味苦,无毒。主五内邪气,热中消渴,周痹风湿。久服坚筋骨,轻身不老,耐寒暑。

枸杞子气寒,禀天冬寒之水气,入足少阴肾经;味苦无毒,得地南方之火味,入手少阴心经。气味俱降,阴也。

五内者,五脏之内也;邪气者,邪热之气也;盖五内为藏阴之地,阴虚所以有热邪也;其主之者,苦寒清热也。心为君火,肾为寒水,水不制火,火烁津液,则病热中消渴;其主之者,味苦可以清热,气寒可以益水也,水益火清,消渴自止。其主周痹风湿者,痹为闭症,血枯不运,而风湿乘之也;治风先治血,血行风湿灭也;杞子苦寒益血,所以治痹。久服苦益心、寒益肾,心肾交,则水火宁而筋骨坚,筋骨健则身自轻。血足则色华,所以不老。耐寒暑者,气寒益肾,肾水足可以耐暑;味苦益心,心火宁可以耐寒也。

制方:杞子同五味,治疰夏。同熟地、白茯、白术,治肾虚目暗。

【药物来源】为茄科植物宁夏枸杞 *Lycium barbarum*

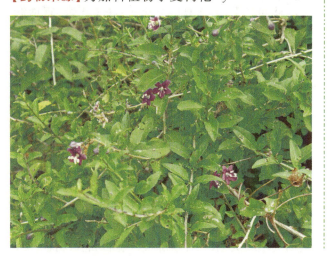

L.的干燥成熟果实。

【形态特征】灌木或经栽培而成大灌木,高 0.8～3 m。主茎数条,小枝有纵棱纹,有不生叶的短棘刺和生叶、花的长棘刺。叶互生或簇生,披针形或长椭圆状披针形。花腋生,常 1～2 朵或 2～6 朵簇生。浆果卵圆形、椭圆形或阔卵形,红色、橘红色或橙色,果皮肉质多汁,甜而无苦味。种子多数,较小,近肾形而扁平。

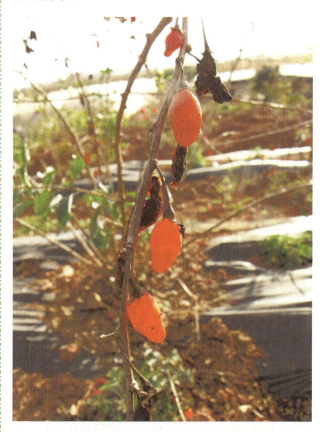

【性味功效】味甘,性平。滋补肝肾,益精明目。

【古方选录】《瑞竹堂经验方·卷七》四神丸:甘州枸杞子一斤(拣去白、醭、青、焦者,好酒润透,分作四份,四两用蜀椒一两炒,四两用小茴香一两炒,四两用脂麻一两炒,四两用川楝肉炒,将川椒等四味筛去不用,止用枸杞子),熟地黄、白术、白茯苓各一两。用法:为末,炼蜜为丸。日服。主治:肾经虚损,眼目昏花,或两眼云翳遮睛。

【用法用量】煎服,6～12 g;或入丸、散,或熬膏,浸酒,炖汤,或开水泡服。

【使用注意】感受外邪,内有实热,脾虚有湿泄泻者不宜服用。

【现代研究】枸杞子含枸杞多糖,酚酰胺类,香豆素类,甜菜碱等生物碱类,有机酸类,氨基酸,微量元素等。有降血糖,降血脂,抗肿瘤,增强免疫力,保护记忆,保肝,抗衰老,抗辐射等作用。

83 金樱子

【古籍原文】气平,味酸涩,无毒。主脾泄下痢,止小便利,涩精气。久服令人耐寒轻身。

金樱子气平,禀天秋成之金气,入手太阴肺经;味酸涩无毒,得地东生西收金木之味,入足厥阴肝经、入手阳明燥金大肠经。气味俱降,阴也。

《十剂》云:涩可去脱。脾泄下痢,大肠不禁也;金樱子味酸涩,所以固脱也。小便气化乃出,金樱子气平益肺,肺气足以收摄,则小便利自止。五脏六腑之精皆藏于肾,所以疏泄,肝散之也;金樱子味酸敛肝,肝不疏泄,精气自涩矣。久服酸平益肺,肺主皮毛,皮毛固所以耐寒;肺主气,气充所以轻身也。

制方:金樱子同芡实,丸,名水陆丹,益气补真。煎膏,丸杜仲末,治肾泄。

【药物来源】为蔷薇科植物金樱子 *Rosa laevigata* Michx. 的干燥成熟果实。

【形态特征】常绿攀援灌木,高达 5 m。小枝散生扁弯皮刺。三出羽状复叶互生,小叶革质,椭圆状卵形或披针状卵形。花单生,花梗和萼筒密被针刺状腺毛。果梨形、倒卵形,成熟时紫红色或红褐色,密被刺毛。

【性味功效】味酸、甘、涩,性平。固精缩尿,固崩止带,涩肠止泻。

【古方选录】《仁存堂经验方》水陆二仙丹:金樱子

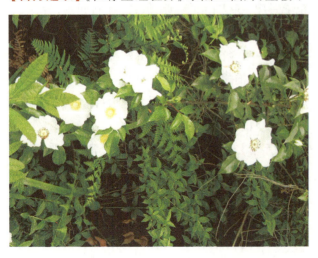

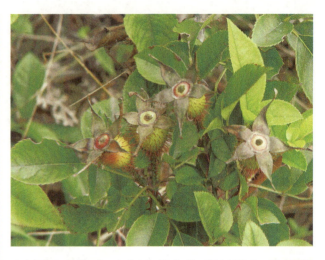

(去子洗净捣碎,入瓶中蒸令热,用汤淋之,取汁慢火成膏)、芡实肉(研为粉)各等分。用法:上以前膏,同酒糊,和芡粉为丸,如梧桐子大。每服三十丸,酒吞,食前服。一方用妇人乳汁丸为妙。一方盐汤下。功用:益气补真。主治:白浊。

【用法用量】煎服,6~12 g;或入丸、散,或熬膏。

【使用注意】内有实邪者不宜服用。实火、湿热泄泻,阴虚内热之精滑、遗尿、崩漏者,均应忌用。

【现代研究】金樱子含金樱子多糖,酚酸类,甾体类,三萜类,苯丙素,内酯类,维生素,氨基酸等。有抗氧化,抑菌,消炎,改善肾功能,增强免疫力,降血糖,降血脂,抗肿瘤等作用。

84 杜 仲

【古籍原文】气平,味辛,无毒。主腰膝痛,补中益精气,坚筋骨,强志,除阴下痒湿,小便余沥。久服轻身耐老。(盐水炒)

杜仲气平,禀天秋降之金气;味辛无毒,得地润泽之金味,专入手太阴肺经。气味升多于降,阴也。

腰者肾之腑,膝者肾所主也;杜仲辛平益肺,肺金生肾水,所以腰膝痛自止也。中者阴之守也,辛平益肺,肺乃津液之化源,所以阴足而补中也;初生之水谓之精,天一之水也,杜仲入肺,肺主气而生水,所以益精气。精气益则肝有血以养筋,肾有髓以填骨,所以筋骨坚也。肺主气,辛平益肺,则气刚大,所以志强。阴下者即篡间,任脉别络也;痒湿者湿也,杜仲辛平润肺,则水道通而湿行也。小便气化乃出,有余沥气不收摄也;杜仲益肺气,气固则能摄精也。久服辛平益气,气充则身轻;辛润滋血,血旺则耐老也。盐水炒则入肾,醋炒则入肝,以类从也。

　　制方:杜仲同续断、砂仁,治胎前杂症。同续断、山药,糊丸,治频堕胎。专一味酒炒,丸,治腰背痛。

【药物来源】为杜仲科植物杜仲 *Eucommia ulmoides* Oliver 的干燥树皮。

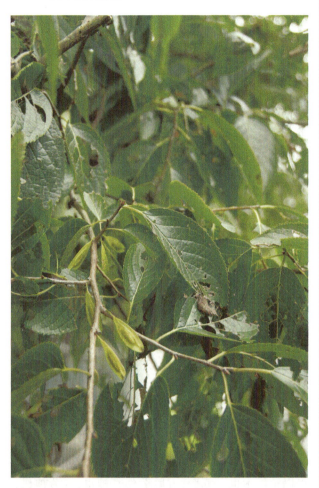

【形态特征】落叶乔木,高达 20 m。树皮灰褐色,粗糙,折断拉开有多数细丝。嫩枝黄褐色,秃净,老枝具皮孔。单叶互生,叶椭圆形、卵形。花单性,雌雄异株。翅果长椭圆形,扁平,先端 2 裂。种子 1 粒。

【性味功效】味甘,性温。补肝肾,强筋骨,安胎。

【古方选录】《太平惠民和剂局方·卷五(宝庆新增方)》青娥丸:胡桃(去皮、膜)二十个,蒜(熬膏)四两,破故纸(酒浸、炒)八两,杜仲(去皮,姜汁浸、炒)十六两。用法:上为细末,蒜膏为丸。每服三十丸,空心温酒送下,妇人淡醋汤送下。主治:肾虚为风寒温邪所伤,或坠堕伤损、气滞不散所引起的腰痛,头晕耳鸣,溺有余沥,妇女白带。

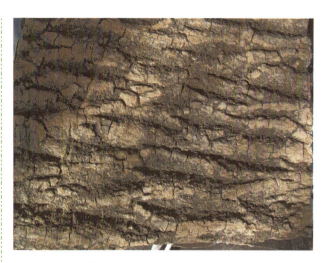

【用法用量】煎服,6 ~ 10 g;或浸酒;或入丸、散。盐炒杜仲能破坏其胶丝,有利于药效成分煎出,较生用效果好。

【使用注意】肾阴不足、虚火内盛者不宜使用。

【现代研究】杜仲含松脂醇二葡萄糖苷等木脂素类,环烯醚萜类,苯丙素类,黄酮类,多糖类,杜仲胶等。有降血压,增强免疫力,调血脂,降血糖,保肝,利尿,抗骨质疏松,安胎等作用。

85　茯　苓

【古籍原文】气平,味甘,无毒。主胸胁逆气,忧恚惊邪恐悸,心下结痛,寒热烦满咳逆,口焦舌干,利小便。久服安魂养神,不饥延年。

　　茯苓气平,禀天秋降之金气,入手太阴肺经;味甘无毒,得地中正之土味,入足太阴脾经。气平味和,降中有升,阴也。

　　胸者肺之分也,胁者肝之分也,肝主升而肺主降,肺金不足则气不降,肝木有余则气上逆,逆于肝肺之分,故在胸胁间也;茯苓入肺,气平则降,味甘可以缓肝,所以主之。脾为土,肺为金,脾肺上下相交,则五脏皆和,位一身之天地矣,若脾肺失中和之德,则忧恚惊邪恐悸,七情乖戾于胸,发不中节而为病;茯苓味甘和脾,气平和肺,脾肺和平,七情调矣。心下脾之分也,湿热在脾则结痛,湿热不除,则流入太阳而发寒热,郁于太阴而烦满,湿乘肺金而咳逆;茯苓甘平淡渗,所以能燥脾、伐水、清金,治以上诸症也。人身水道不通则火无制,而口焦舌干矣;茯苓入肺,以通水道,下输膀胱,则火有去路,故止口舌干焦。水道通,所以又利小便也。肝者魂之居也,而随魂往来者神也,久服茯苓,则肺清肃,故肝木和平,而魂神安养也。不饥延年者,脾为后天之本,肺为元气之腑,脾健则不饥,气足则延年也。

　　制方:白茯同人参、白术、甘草、陈皮、山药、扁豆、白芍,治脾虚。同人参、白术、甘草、陈皮、半夏,名六君子汤,治咳而吐。同二术、泽泻、车前、白芍、陈皮、木瓜、猪苓,治水肿。同陈皮、半夏、甘草、人参、枳壳、川芎、白芍、归身、生地、前胡、葛根、桔梗、苏叶、生姜、大枣,名茯苓补心汤,治火郁心包痛而吐血咳逆。

【药物来源】为多孔菌科真菌茯苓 *Poria cocos* (Schw.) Wolf 的干燥菌核。

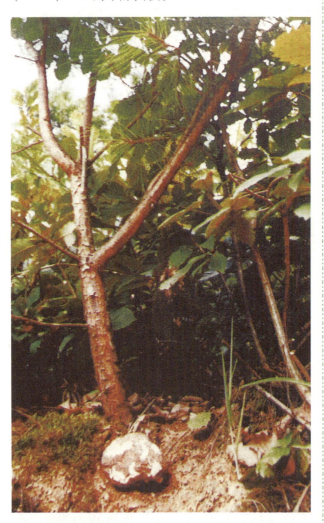

【形态特征】菌核生松树下,球形、卵形、椭圆形至不规则形,长 10~30 cm 或更长。皮壳多皱褶,深褐色,内部白色或淡粉红色,粉粒状,偶见红筋,示与松根相连处。子实体伞形,生于菌核表面。

【性味功效】味甘、淡,性平。利水渗湿,健脾,宁心。

【古方选录】《医心方·卷二十一》引《深师方》茯苓汤:茯苓三两,甘草二两,芍药二两,桂二两。用法:上切。以水七升,煮取二升半,分三服。主治:月经至,绞痛欲死。

【用法用量】煎服,10~15 g;或入丸、散。可做糕饼兼为食用。

【使用注意】本品虽能健脾,但仍以利水渗湿为主,终属渗湿滑利之品,故阴虚而内无湿热、虚寒滑精及气虚下陷者均应慎服。

【现代研究】茯苓含萜类,多糖类,甾醇类,脂肪酸类,挥发油类等。有利尿,抗肝纤维化,调节免疫力,调节肠道菌群,抗肿瘤,抗氧化,抑制酪氨酸酶活性,防衰老,消炎,降血糖等作用。

86　茯　神

【古籍原文】气平,味甘,无毒。主辟不祥,疗风眩风虚,五劳口干,止惊悸,多恚怒,善忘,开心益智,安魂魄,养精神。

　　茯神气平,禀天秋平之金气,入手太阴肺经;味甘无毒,得地中正之土味,入足太阴脾经。气平味和,降中有升,阴也。

　　茯神味甘气平,得中正之气味,和脾肺,位一身之天地,所以能辟不祥也。诸风皆属肝木,木虚则风动而眩;其主之者,味甘性缓可以益肝伤,气平清金可以定风木也。五劳,五脏劳伤其神也,五劳神伤,则阴火动而口干矣;茯神甘平安神,故止口干。惊悸、多恚怒、善忘,皆心肾不交而肝木不宁之症;茯神

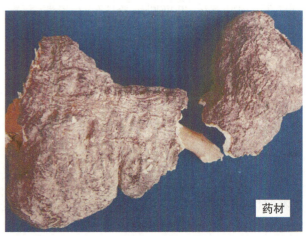

药材

气平益肺,肺气下降则心亦下交;味甘益脾,脾气上升则肾亦上交;盖天地位则水火宁,土金实则风木定,五行相制之道也。其开心益智者,皆气平益肺之功,肺益则水道通而心火有制,所以心神开朗而光明。肺益则金生肾水,所以伎巧出而智益也。

肝者魂之居,肺者魄之处;茯神气平益肺,肺宁肝和,故安魂魄。精者阴之华,神者阳之灵;茯神味甘益脾,脾和则饮食纳,而精神得所养也。

制方:茯神同沉香,丸,名朱雀丸,治心神恍惚。专为末,艾汤服,治心孔有汗及心虚梦泄白浊。

【药物来源】为多孔菌科真菌茯苓 Poria cocos (Schw.) Wolf 的菌核中间天然抱有松根或细松木心(即"茯神木")的白色部分。

【形态特征】菌核形态与茯苓相同,唯中间有一松树根贯穿,谓之茯神木。木心多为弯曲不直的松根,外部带有残留的茯苓,显白色或灰色,内部仍为木质,质松体轻,无皮,略似朽木。

【性味功效】味甘、淡,性平。宁心安神,利水。

【古方选录】《是斋百一选方·卷一》引苏韬光方朱雀丸:茯神(去皮)二两,沉香半两。用法:上为细末,炼蜜为丸,如小豆大,每服三十丸,食后人参汤下,甚妙。主治:心神不定,恍惚不乐,火不下降,时有振跳。

【用法用量】煎服,10～15 g;或入丸、散。

【使用注意】肾虚小便不利或失禁,脾肾虚寒滑精、带下者慎用。

【现代研究】茯神含多糖,三萜,脂肪酸,甾醇,甲壳质,蛋白质,酶,无机盐等。有抗肿瘤,镇静,利水消肿,改善免疫功能,消炎抑菌,保肝,抗衰老,降血糖等作用。

87 松花(松花粉)

【古籍原文】气温,味甘,无毒。主润心肺,益气,除风,止血。亦可酿酒。

松花气温,禀天春和之木气,入足厥阴肝经;味甘无毒,得地中正之土味,入足太阴脾经。气味俱升,阳也。

其主润心肺者,饮食入胃,脾气散精,输于心肺,

松花味甘益脾,气温能行,脾为胃行其津液,输于心肺,所以润心肺也。益气者,气温益肝之阳气,味甘益脾之阴气也,风气通肝,气温散肝,所以除风。脾统血,味甘和脾,所以止血也。

可酿酒者,清香芳烈,宜于酒也。

制方:松花同山药、白芍、甘草、茯苓,治泄泻。同红曲、山药、北味、肉苁蓉、白芍、杜仲,治肾泄。专浸酒,治头旋脑肿。

【药物来源】为松科植物马尾松 *Pinus massoniana* Lamb.、油松 *Pinus tabuliformis* Carr. 或同属数种植物的干燥花粉。

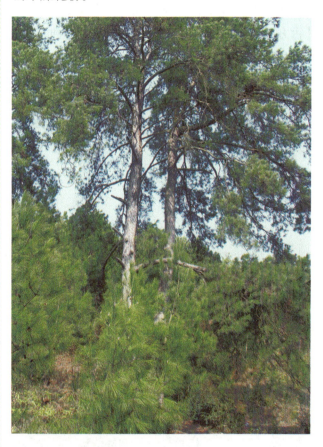

【形态特征】1. 马尾松:乔木,高达 45 m。树皮红褐色,裂成不规则的鳞状块片。小枝轮生。针叶 2 针一束。雄球花淡红褐色,圆柱穗状;雌球花单生或 2～4 个聚生,淡紫红色。球果卵状圆锥形,鳞盾菱形。

2. 油松:乔木,高达 25 m。树皮灰褐色,成鳞甲状裂,裂缝红褐色。枝轮生,小枝较粗。针叶 2 针一束,粗硬。雄球花穗状圆柱形。球果卵形或圆卵形,宿存数年,鳞盾扁菱形。

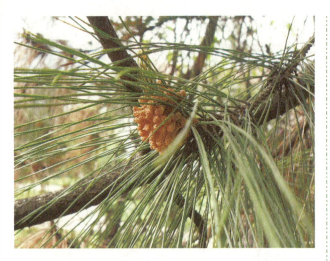

【性味功效】味甘,性温。收敛止血,燥湿敛疮。

【古方选录】《元和纪用经》松花酒:松树始抽花心(状如鼠尾者佳,蒸细,切)二升。用法:上用绢囊裹,入酒五升,浸五日。每服三合,空腹饮;再服尤妙。主治:风眩头旋,肿痹,皮肤瘇[1]急。

【用法用量】煎服,3~6 g,包煎;浸酒或药汁、开水调服。外用适量,撒敷患处。

【使用注意】上焦壅热者慎用。

【现代研究】松花含蛋白质,脂肪,多糖类,维生素,黄酮类,生物活性肽,脂肪酸,酶及辅酶,甾醇等。有调节生理功能,调节免疫力,降血糖,保护胃肠,抗疲劳,抗氧化,保肝等作用。

88 山茱萸

【古籍原文】气平,味酸,无毒。主心下邪气寒热,温中,逐寒湿痹,去三虫。久服轻身。(去核)

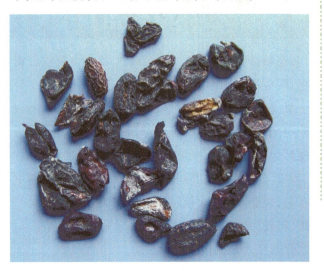

山萸气平,禀天秋成之金气,入手太阴肺经;味酸无毒,得地东方之木味,入足厥阴肝经。气味俱降,阴也。

心下脾之分也,脾之邪,肝木之邪也,肝木血少气亢,则克脾土,并于阳则热,并于阴则寒矣;山萸味酸入肝,益肝血而敛肝气,则心下之寒热自除也。山萸味酸收敛,敛火归于下焦,火在下谓之少火,少火生气,所以温中。山萸气平益肺,肺主皮毛而司水道,水道通调,则皮毛疏理,而寒湿之痹瘳矣。三虫者,湿热所化也,湿热从水道下行,则虫亦去也。久服味过于酸,肝气以津,肝者敢也,生气生血之脏也,所以身轻也。

制方:山萸同人参、五味、牡蛎、益智,治老人小便淋沥及遗尿。同菖蒲、甘菊、生地、黄柏、五味,治肾虚耳聋。同杜仲、牛膝、生地、白胶、山药,治肾虚腰痛。同生地、山药、丹皮、白茯、泽泻、柴胡、白芍、归身、五味,名滋肾清肝饮,治水枯木亢之证。同杜仲,治肝肾俱虚。

【药物来源】为山茱萸科植物山茱萸 Cornus officinalis Sieb. et Zucc. 的干燥成熟果肉。

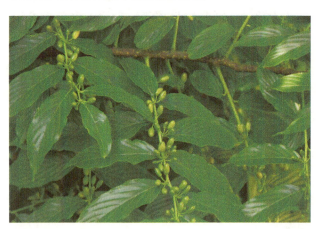

【形态特征】落叶乔木或灌木,高 4~10 m。树皮灰褐色,小枝细圆柱形。叶对生,纸质,卵状披针形或卵状椭圆形。伞形花序生于枝侧,花小,两性,先叶开放。核果长椭圆形,红色至紫红色。

【性味功效】味酸、涩,性微温。补益肝肾,收涩固脱。

【古方选录】《医学衷中参西录》定心汤:龙眼肉一

① 瘇:qún。同瘑、瘏。《字汇》释:手足麻痹也。瘇急,指痹证麻木拘挛。

两,酸枣仁(炒捣)五钱,山萸肉(去净核)五钱,柏子仁(炒捣)四钱,生龙骨(捣细)四钱,生牡蛎(捣细)四钱,生明乳香一钱,生明没药一钱。用法:水煎服。主治:心悸怔忡。

【用法用量】煎服,6~12 g;或入丸、散。急救固脱可用至 20~30 g。

【使用注意】温涩之性,命门火炽,素有湿热致小便淋涩者不宜服用。

【现代研究】山茱萸含莫诺苷等环烯醚萜苷类,黄酮类,有机酸,苯丙素苷类,多糖类,鞣质等。有降血糖,免疫抑制,消炎,保肝,抑制黑色素生成,抗氧化,抗肿瘤,抗骨质疏松等作用。

89 柏子仁

【古籍原文】气平,味甘,无毒。主惊悸,益气,除风湿,安五脏。久服令人润泽美色,耳目聪明,不饥不老,轻身延年。

　　柏仁气平,禀天秋平之金气,入手太阴肺经;味甘无毒,得地中正之土味,入足太阴脾经;以其仁也,兼入手少阴心经。气升味和,阳也。

　　心者神之舍也,心神不宁,则病惊悸;柏仁入心,惊者平之,气平,平惊悸也。益气者,气平益肺气,味甘益脾气,滋润益心气也。治风先治血,血行风自灭;柏仁味甘益脾血,血行风息而脾健运,湿亦下逐矣。盖太阴乃湿土之经也,五脏藏阴者也,脾为阴气之原,心为生血之脏,肺为津液之腑,柏仁平甘益阴,阴足则五脏皆安矣。久服甘平益血,令面光华;心为君主,主明则十二官皆安,耳目聪明矣;味甘益脾,不

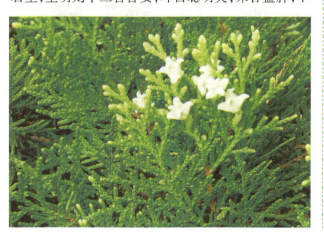

饥不老,气平益肺,轻身延年也。

　　制方:柏仁同松仁、麻仁,治老人虚闭。同白术、生地、枣肉,丸,治心脾虚。

【药物来源】为柏科植物侧柏 *Platycladus orientalis* (L.) Franco 的干燥成熟种仁。

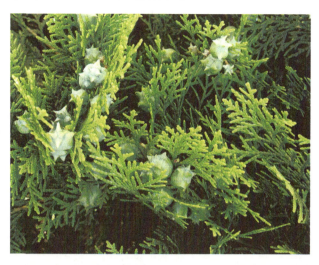

【形态特征】常绿乔木,高 20 m。树皮薄,纵裂成条片。小枝扁平,羽状排列。叶鳞形,交互对生。花雌雄同株。球果肉质,熟后木质。种子卵圆形,灰褐色或紫褐色,无翅或有棱脊,种脐大而明显。

【性味功效】味甘,性平。养心安神,润肠通便,止汗。

【古方选录】《小儿卫生总微论·卷十六》柏子仁膏:柏子仁(拣净)、松子仁、胡桃仁各等分。用法:上研和膏。每服如弹子大,热汤化下,未快再服。主治:大便秘涩艰难。

【用法用量】煎服,3~10 g;或入丸、散。

【使用注意】本品质润多脂,润肠助湿,故便溏及痰多者慎用。

【现代研究】柏子仁含脂肪油,双萜类,黄酮类,苷类,甾体类,少量挥发油,蛋白质等。有镇静,改善睡眠,耐缺氧,神经保护,抗抑郁,抗痴呆等作用。

90 酸枣仁

【古籍原文】气平,味酸,无毒。主心腹寒热,邪结气聚,四肢酸痛,湿痹。久服安五脏,轻身延年。(炒研)

　　枣仁气平,禀天秋敛之金气,入手太阴肺经;味

酸无毒,得地东方之木味,入足厥阴肝经、手厥阴风木心包络经。气味俱降,阴也。

心者胸臆之分,手厥阴心包络脉起之处;腹者中脘之分,足厥阴肝经行之地;心包络主热,肝主寒,厥阴主散,不能散则寒热邪结气聚矣;枣仁味酸,入厥阴,厥阴和,则结者散也。四肢者手足也,两厥阴经行之地也,酸痛湿痹,风湿在厥阴络也;枣仁味酸益血,血行风息,气平益肺,肺理湿行,所以主之也。心包络者,心之臣使也,代君行事之经也;肝者生生之脏,发荣之主也;久服枣仁,则厥阴阴足,所以五脏皆安,气平益肺,所以轻身延年也。

制方:枣仁同茯神、远志、麦冬、石斛、五味、圆肉、人参,治惊悸。同生地、白芍、麦冬、五味、圆肉、竹叶,治自汗。同茯神、人参,治盗汗。同人参、茯神、白术、甘草,治惊悸不眠。同知母、茯神、甘草,名酸枣仁汤,治虚烦不眠。

【药物来源】为鼠李科植物酸枣 *Ziziphus jujuba* Mill. var. *spinosa* (Bunge) Hu ex H. F. Chow 的干燥成熟种子。

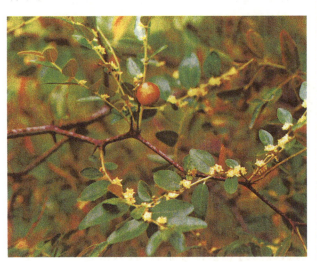

【形态特征】落叶灌木或小乔木。老枝褐色,幼枝绿色,具针刺与反曲刺。叶互生,椭圆形至卵状披针形。花小,2~3朵簇生叶腋,黄绿色。核果近球形,两端钝,暗红色,味酸。

【性味功效】味甘、酸,性平。养心补肝,宁心安神,敛汗,生津。

【古方选录】《金匮要略·卷上》酸枣仁汤:酸枣仁二升,甘草一两,知母二两,茯苓二两,川芎二两。用法:上五味,以水八升,煮酸枣仁,得六升,纳诸药煮

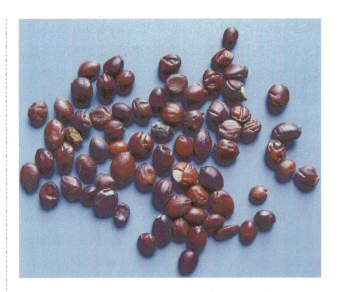

取三升,分温三服。主治:虚劳,虚烦不得眠。

【用法用量】煎服,10~15 g;研末,每次3~5 g;或入丸、散。

【使用注意】实邪郁火、滑泄症状较重者慎服。

【现代研究】酸枣仁含酸枣仁皂苷A、酸枣仁皂苷B等三萜皂苷类,斯皮诺素等黄酮类,生物碱类,挥发油,多糖类,酚酸,蛋白质等。有镇静催眠,抗焦虑,抗抑郁,抗惊厥,抗心肌缺血,降血脂等作用。

91　女贞子(冬青子)

【古籍原文】气平,味苦,无毒。主补中,安五脏,养精神,除百疾。久服肥健,轻身不老。

女贞子气平,禀天秋收之金气,入手太阴肺经;味苦无毒,得地南方之火味,入手少阴心经。气味俱降,阴也。

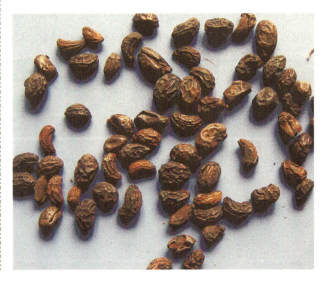

中者阴之守也,五脏者藏阴者也,女贞气平益肺,肺为津液之化源,所以补中而脏安也。

心者神之居,肺者水之母,入心肺而益阴,阴足气充,气充神旺精生,所以主养精神也。气失其平则为病,女贞气平,肺主气,气得其平,百病皆除矣。人身有形之皮肉筋骨,皆属阴者也,女贞平苦益阴,则肌肉自丰、筋骨自健也。心者生之本,其华在面,肺者气之源,气足则身轻,血华故不老也。

制方:女贞同甘菊、生地、杞子、蒺藜,治目昏暗。捣汁熬膏,埋地中七日,点风热赤眼。

【药物来源】为木犀科植物女贞 *Ligustrum lucidum* Ait. 的干燥成熟果实。

【形态特征】常绿灌木或乔木,高可达 25 m。树皮灰褐色。枝条光滑,具皮孔。叶对生,卵形至卵状披针形。圆锥花序顶生,小花白色,芳香。浆果状核果,肾形或近肾形,熟时红黑色,被白粉。

【性味功效】味甘、苦,性凉。滋补肝肾,明目乌发。

【古方选录】《医方集解·卷一》二至丸:冬青子(冬至日采。不拘多少,阴干,蜜酒拌蒸,过一夜,粗袋擦去皮,晒干为末,瓦瓶收贮。或先熬干,旱莲膏旋配用),旱莲草(夏至日采,不拘多少)。用法:捣墨旱莲汁,熬膏,和前药末,为丸,如梧桐子大。每服一百丸,临卧酒服。主治:肝肾阴虚,眩晕耳鸣,咽干鼻燥,腰膝酸痛,月经量多。

【用法用量】煎服,6~12 g;熬膏或入丸、散。酒制可增强滋补肝肾的作用。

【使用注意】脾胃虚寒泄泻及素体阳虚者不宜服用。

【现代研究】女贞子含特女贞苷等环烯醚萜类、三萜类、苯乙醇类、黄酮类、甾醇类等。有抗骨质疏松,抗肿瘤,保肝,降血糖,降血脂,抗病毒,抗衰老,促进头皮毛囊生长、促黑色素细胞迁移等作用。

92 肉 桂

【古籍原文】气大热,味甘辛,有小毒。利肝肺气,心腹寒热冷疾,霍乱转筋,头痛腰痛,出汗,止烦,止唾,咳嗽,鼻衄,堕胎,温中,坚筋骨,通血脉,理疏不足,宣导百药无所畏。久服神仙不老。

肉桂气大热,禀天真阳之火气,入足少阴肾经,补益真阳;味甘辛,得地中西土金之味,入足太阴脾经、手太阴肺经;有小毒,则有燥烈之性,入足阳明燥金胃、手阳明燥金大肠。气味俱升,阳也。

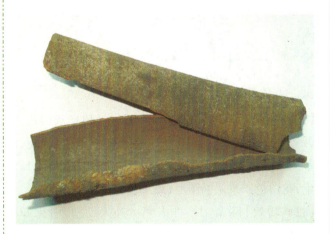

肉桂味辛得金味,金则能制肝木;气大热,禀火气,火能制肺金;制则生化,故利肝肺气。心腹太阴经行之地,寒热冷疾者,有心腹冷疾而发寒热也,气热能消太阴之冷,所以愈寒热也。霍乱转筋,太阴脾经寒湿证也,热可祛寒,辛可散湿,所以主之。《经》云:头痛巅疾,过在足少阴肾经,腰者肾之腑,肾虚则火升于头,故头痛腰痛也;肉桂入肾,能导火归原,所以主之。辛热则发散,故能汗出。虚火上炎则烦,肉桂导火,所以主止烦也。肾主五液,寒则上泛,肉桂温肾,所以止唾。辛甘发散,疏理肺气,故主咳嗽鼻齅。血热则行,所以堕胎。肉桂助火,火能生土,所以温中。中者脾胃也,筋者肝之合也,骨者肾之合,甘辛之味,补益脾肺,制则生化,所以充肝肾而坚筋骨也。其通血脉理疏不足者,热则阳气流行,所以血脉通而理疏密也。宣导百药无所畏者,藉其通行流走之性也。久服神仙不老者,辛热助阳,阳明故神,纯阳则仙而不老也。

制方:肉桂同人参、炮姜、附子,治中寒腹痛。同姜黄、枳壳、甘草、生姜、大枣,治左胁痛胀。同当归、牛膝,治冬月产难,产门不开。同黄柏、知母,丸,名滋肾丸,治小便不通。

【药物来源】为樟科植物肉桂 *Cinnamomum cassia* Presl 的干燥树皮。

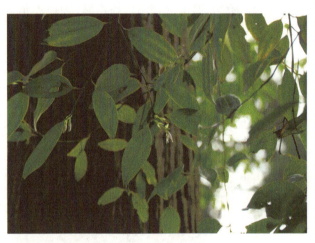

【形态特征】常绿乔木,高 12 ~ 17 m。树皮灰褐色,芳香,老皮厚达 13 mm。幼枝略呈四棱形。叶互生,革质,长椭圆形至近披针形。圆锥花序腋生或近顶生,花白色。浆果椭圆形,黑紫色。种子长卵形。

【性味功效】味辛、甘,性大热。补火助阳,引火归元,散寒止痛,温通经脉。

【古方选录】《兰室秘藏·卷下》通关丸(滋肾丸):黄柏(去皮,锉,酒洗,焙)、知母(锉,酒洗,焙干)各一两,肉桂五分。用法:上为细末,熟水为丸,如梧桐子大。每服一百丸,空心白汤送下。药后顿两足,令药易下行,如小便利,前阴中如刀刺痛,当有恶物下为验。主治:热在下焦血分,口不渴而小便闭。

【用法用量】煎服,1 ~ 5 g,宜后下,或以复方滚烫煎液泡 30 分钟后去渣服用;研末冲服,每次 1 ~ 2 g;或入丸、散。亦可兼为食品调料。

【使用注意】阴虚火旺,里有实热,有出血倾向者及孕妇慎用;不宜与赤石脂同用。

【现代研究】肉桂含桂皮醛等挥发油类,多糖类,多酚类,黄酮类,萜类,脂肪酸,香豆素等。有抗菌,消炎,抗肿瘤,抗溃疡,增加冠脉血流量,抗氧化,抑制宫缩,壮阳,降血糖等作用。

93 桂枝

【古籍原文】气温,味辛,无毒。主上气咳逆,结气喉痹吐吸,利关节,补中益气。久服通神,轻身不老。

桂枝气温,禀天春和之木气,入足厥阴肝经;味辛无毒,得地西方润泽之金味,入手太阴肺经。气味俱升,阳也。

肺为金脏,形寒饮冷则伤肺,肺伤则气不下降而病上气咳逆矣;桂枝性温温肺,肺温则气下降,而咳逆止矣。结气喉痹吐吸者,痹者闭也,气结于喉,闭而不通,但吐而不能吸也;桂枝辛温散结行气,则结者散而闭者通,不吐而能吸也。辛则能润,则筋脉和而关节利矣。中者脾也,辛温则畅达肝气,而脾经受

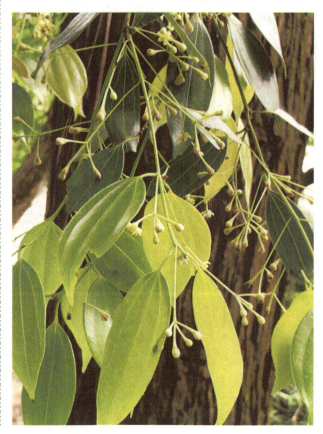

益,所以补中;益气者,肺主气,肺温则真气流通而受益也。久服通神、轻身不老者,久服则辛温助阳,阳气常伸而灵明,阳盛而身轻不老也。

制方:桂枝同白芍、甘草、生姜、大枣,名桂枝汤,治中风。同白芍、甘草、饴糖、生姜、大枣、黄芪,名黄芪建中汤,治阴血不足。

【药物来源】为樟科植物肉桂 *Cinnamomum cassia* Presl 的嫩枝。

【形态特征】常绿乔木。树皮灰褐色。枝具纵向细条纹,一年生枝圆柱形,黑褐色,当年生枝多少四棱形,黄褐色。叶互生,长椭圆形至近披针形。圆锥花序腋生或近顶生。浆果椭圆形,黑紫色。

【性味功效】味辛、甘,性温。发汗解肌,温通经脉,助阳化气,平冲降气。

【古方选录】《重订通俗伤寒论·第二章》桂枝橘皮汤:桂枝尖(蜜炙)一钱,生白芍一钱半,鲜生姜一钱,广陈皮(炒)一钱半,清炙草六分,大红枣(去核)二枚。用法:煎服如桂枝汤法;上六味,㕮咀,以水七升,微火煮取三升,去滓,适寒温,服一升,一日三服。主治:行痹,肩背麻木,手腕硬痛,头重鼻塞,恶风微汗,一身痛无定处。

【用法用量】煎服,3～10 g;或入丸、散。

【使用注意】本品辛温助热,有伤阴动血趋向,故凡外感温热病、阴虚阳盛、血热妄行等证,均应忌用。孕妇及月经过多者慎用。

【现代研究】桂枝含桂皮醛等挥发油类,多酚类,有机酸类,苷类,多糖类,香豆精等。有消炎,抗菌,抗病毒,解热,抗肿瘤,扩血管,抗氧化,降血脂,降血糖,抗过敏,抗焦虑等作用。

94 吴茱萸

【古籍原文】气温,味辛,有小毒。主温中下气,止痛,除湿血痹,逐风邪,开腠理,咳逆寒热。(泡焙用①)

吴萸气温,禀天春和之木气,入足厥阴肝经;味辛有小毒,得地西方燥烈之金味,入手太阴肺经。气味俱升,阳也。

中者脾也,太阴经也,肺主气,亦太阴也,气温则

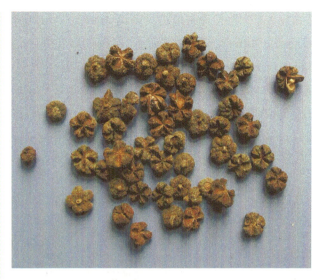

肺令下行,而太阴亦暖,所以温中下气也。寒邪客于胸腹,则真气不通而痛矣;辛温则流行和散,所以止痛也。辛温暖肺,肺气通行,则水道通调,故又除湿。血泣则成痹,肝藏血,血温则活,故主血痹。辛温为阳,则能发散,故逐风邪。肺主皮毛而司腠理,辛温疏散,腠理自开。形寒饮冷则伤肺,肺伤则气不下降,而火反上逆,咳逆寒热之症生焉;吴萸辛温暖肺,肺气下降,而寒热咳逆之症自平也。

制方:吴萸同人参、生姜、大枣,名吴萸汤,治呕涎头痛。同陈皮、附子,治肾气上哕。同川连、白芍,丸,治痢。同炮姜,末,汤服一钱,治食已吞酸。同肉桂、炮姜,丸,名和中丸,治寒腹胀。

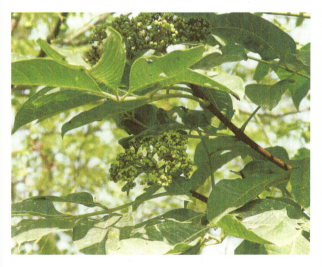

---

① 泡焙用:传统经典本草对中药吴茱萸的应用,是采收其嫩果,用盐水漂洗或以醋炒,晒干或烘焙干燥后入药。现《中华人民共和国药典》规定制吴茱萸系用甘草煎汤去渣后,闷润净吴茱萸吸尽甘草汁后,炒至微干并干燥所得者。

【**药物来源**】为芸香科植物吴茱萸 *Evodia rutaecarpa* (Juss.) Benth.、石虎 *Evodia rutaecarpa* (Juss.) Benth. var. *officinalis* (Dode) Huang 或疏毛吴茱萸 *Evodia rutaecarpa* (Juss.) Benth. var. *bodinieri* (Dode) Huang 的干燥近成熟果实。

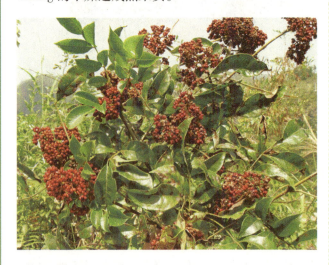

【**形态特征**】1. 吴茱萸：常绿小乔木或灌木。嫩枝、芽同被灰黄色或红锈色绒毛。奇数羽状复叶对生，小叶较大，厚纸质，椭圆形或披针形，两面及叶轴均密被长柔毛。花序顶生，雌花较密集，腹面密被毛。蓇果暗紫红色，果密集。种子褐黑色。

2. 石虎：特点是具特殊的刺激性气味。小叶片较狭，纸质，各小叶相距超 5 cm，较稀，仅叶背密被长毛。果序上的果较少，较疏松，不及吴茱萸密集。种子带蓝黑色。

3. 疏毛吴茱萸：特点是小叶薄纸质，叶形变化较大，长圆形、披针形、卵状披针形，叶背仅叶脉被疏柔毛。雌花序上的花彼此疏离。

【**性味功效**】味辛、苦，性热；有小毒。散寒止痛，降逆止呕，助阳止泻。

【**古方选录**】《全生指迷方·卷四》吴茱萸丸：吴茱萸（炒）一两，橘皮（洗）二两，附子（炮，去皮脐）半两。用法：上为细末，白面糊为丸，如梧桐子大。每服二十丸，食前以饮送下。主治：因呕而哕者，虚寒呕哕。

【**用法用量**】煎服，2~5 g；或入丸、散。外用适量。

【**使用注意**】本品辛热燥烈，易耗气动火，故不宜多用、久服。阴虚有热者忌用。生品用量较大，直接入煎可能引致咽口燥痛，可饮淡蜂蜜水解之。孕妇慎用。

【**现代研究**】吴茱萸含吴茱萸碱、吴茱萸次碱等生物碱类，柠檬苦素等苦味素类，挥发油类，黄酮类，脂肪酸等。有消炎，镇痛，抗肿瘤，兴奋收缩子宫，降血压，调节肠肌，消脂等作用。

95 丁 香

【**古籍原文**】气温，味辛，无毒。主温脾胃，止霍乱壅胀，风毒诸肿，齿疳䘌，能发诸香。

丁香气温，禀天春和之木气，入足厥阴肝经；味辛无毒，得地西方之金味，入手太阴肺经。气味俱升，阳也。

丁香味辛入肺，芳香而温；肺太阴也，脾亦太阴，肺暖则太阴暖，而脾亦温；肺与大肠为表里，大肠属胃，所以主温脾胃也。霍乱，太阴寒湿证也，气壅而胀，肝邪乘土也；丁香辛温，故能散太阴寒湿，平厥阴胀气，所以主之也。风气通肝，风毒诸肿，风兼湿，湿胜而肿也；丁香气温，可以散肝风，味辛可以消湿肿也。齿疳䘌，阳明湿热生虫也，太阴与阳明为一合；丁香辛温太阴，则太阴为阳明行湿热，而齿疳䘌愈也。能发诸香者，丁香气味辛温，而有起发之力也。

制方：丁香同白蔻、藿香、陈皮、厚朴、砂仁，治寒霍乱。同陈皮、姜汁糊丸，治小儿虚寒吐泻。同半夏、姜汁，丸，治小儿寒湿吐泻不止。

【**药物来源**】为桃金娘科植物丁香 *Eugenia caryophyllata* Thunb. 的干燥花蕾。

【**形态特征**】常绿乔木，高达 10 m。叶对生，叶片长

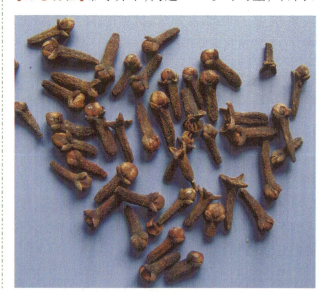

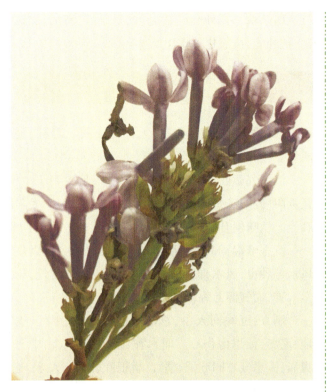

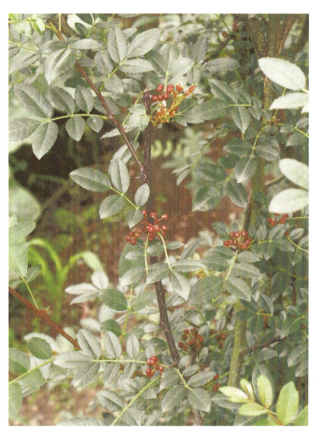

方状倒卵形。花芳香,聚伞圆锥花序顶生,花径约6 mm,花萼肥厚,绿色转紫色,长管状,先端4裂,裂片三角形。浆果红棕色。种子长方形。

【性味功效】 味辛,性温。温中降逆,补肾助阳。

【古方选录】《奇效良方·卷十九》丁香半夏丸:丁香(不见火)一两,白术一两半,半夏(汤泡七次)、干姜(炮)、橘红各二两。用法:上为细末,用生姜自然汁煮糊为丸,如梧桐子大。每服五七十丸,食远生姜汤送下。主治:胃寒呕吐,吞咽酸水。

【用法用量】 煎服,1~3 g;或入丸、散。外用适量,研末外敷。

【使用注意】 不宜与郁金同用。热病及阴虚内热者忌服。

【现代研究】 丁香含丁香酚、乙酰丁香酚等挥发油类,山楂酸、齐墩果酸等三萜酸类成分。有抗菌,消炎,镇痛,抗惊厥,抗氧化,减缓胃排空时间,健脾胃,抗胃溃疡,促透皮吸收等作用。

96 蜀椒(花椒)

【古籍原文】 气温,味辛,有毒。主邪气咳逆,温中,逐骨节皮肤死肌寒湿痹痛,下气。久服头不白,轻身增年。

蜀椒气温,禀天春暖之木气,入足厥阴肝经;味辛有毒,得地西方酷烈之金味,入手太阴肺经。气味俱升,阳也。

其主邪气咳逆者,气温入肝,可以散邪;味辛入肺降气,可以止咳逆也。中者太阴脾也,蜀椒入肺,肺亦太阴,肺温脾亦温也。骨节皮肤,肝肺之合也;蜀椒气温可以散寒,味辛可以祛湿,所以主死肌痹痛也。肺主气,肺温则下降之令行,所以下气。久服辛温活血,发者血之余,所以头不白也。辛温益阳,阳气充盛,所以身轻增年也。

制方:蜀椒炒去汁,捣取红末一斤,生地取自然汁煎至一升,和椒末,丸,名椒红丸,治元脏伤惫。同苍术,醋糊丸,治飧①泄不化。(椒目)同巴豆、菖蒲、松脂、黄蜡,为梃,纳耳中,一日一易,治耳聋神效。

【药物来源】 为芸香科植物青花椒 *Zanthoxylum schinifolium* Sieb. et Zucc. 或花椒 *Zanthoxylum bungeanum* Maxim. 的干燥成熟果皮。

---

① 飧:原书作"餐"字,应属抄刻有误。据《素问·阴阳应象大论》:清气在下,则生飧泄。取病证名"飧(sūn)泄",改"餐"为"飧"字。

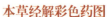

【形态特征】1. 青花椒：灌木。茎枝有短刺，刺基压扁状。小叶 15 ~ 21 片，细小，对生。伞房状圆锥花序顶生。蓇葖果分果瓣红褐色，干后变暗苍绿色或褐黑色，顶端几无芒尖。种子直径 3 ~ 4 mm。

2. 花椒：特点是茎上刺早落，小枝上刺基呈宽扁长三角形。小叶 5 ~ 13 片，对生。聚伞圆锥花序顶生。蓇葖果紫红色，油点微凸，顶端有甚短的芒尖。种子长 3.5 ~ 4.5 mm。

【性味功效】味辛，性温。温中止痛，杀虫止痒。

【古方选录】《圣济总录·卷一八七》椒红丸：蜀椒（去目及闭口者，晒干，捣罗取红）一斤（再捣为末），生地黄（肥嫩者）七斤。用法：上先将地黄捣，绞自然汁，铜器中煎至一升许，住火，候稀稠得所，即和前椒末为丸，如梧桐子大。每服三十丸，空心暖酒送下。主治：元脏伤惫，耳聋目暗。

【用法用量】煎服，3 ~ 6 g；或入丸、散。外用适量，煎汤熏洗，含漱。

【使用注意】具温燥辛散之性，故阴虚火旺者不宜服用。孕妇慎服。

【现代研究】花椒含挥发油类，生物碱类，酰胺类，黄酮类，香豆素类，木脂素类，脂肪酸，甾醇，烷烃类等。

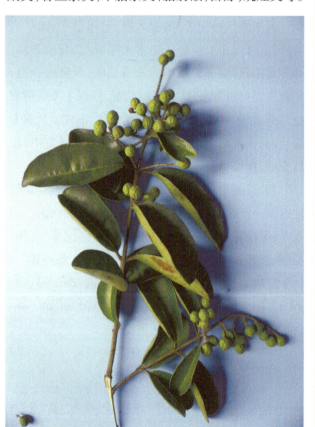

有抗菌杀虫，局部麻醉，镇痛，抗凝血，抗溃疡，抗腹泻，抗肿瘤，抗氧化等作用。

97 沉 香

【古籍原文】气微温，味辛，无毒。疗风水毒肿，去恶气。

沉香气微温，禀天初春之木气，入足少阳胆经、足厥阴肝经；味辛无毒，得地西方之金味，入手太阴肺经。气味俱升，阳也。

沉香辛温而香燥，入肝散风，入肺行水，所以疗风水毒肿也，风水毒肿，即风毒水肿也。肺主气，味辛入肺，而气温芳香，所以去恶气也。

制方：沉香同人参、菖蒲、远志、茯神、枣仁、生地、麦冬，治思虑伤心。同木香、藿香、砂仁，治中恶腹痛，辟恶气。同苏子、橘红、枇杷叶、白蔻、人参、麦冬，治胸中气逆。

【药物来源】为瑞香科植物白木香 *Aquilaria sinensis* (Lour.) Gilg 含有树脂的木材。

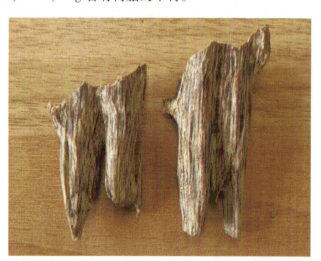

【形态特征】乔木，高 5 ~ 15 m。树皮暗灰色。小枝圆柱形，被柔毛。带树脂的心材具特殊香气。叶对生，革质，圆形至长圆形。伞形花序顶生和腋生，花芳香。蒴果卵球形，2 瓣裂。种子褐色。

【性味功效】味辛、苦，性微温。行气止痛，温中止呕，纳气平喘。

【古方选录】《重订严氏济生方·卷二》四磨汤：人参，槟榔，沉香，天台乌药。用法：上各浓磨水，和作七分盏，煎三五沸，放温服，或下养正丹尤佳。主治：

七情伤感,上气喘息,胸膈满闷,不思饮食。

【用法用量】煎服,1~5 g,后下;或入丸、散。

【使用注意】本品辛温助热,阴虚火旺者慎用。

【现代研究】沉香含2-(2-苯乙基)色酮类,沉香四醇等挥发油类,三萜类、黄酮类、芳香族类、甾体、脂肪酸类等。有抗氧化、降血脂、镇痛、消炎、抗过敏、解痉、镇静、麻醉、抗菌等作用。

98 乌 药

【古籍原文】气温,味辛,无毒。主中恶心腹痛,蛊毒,疰忤鬼气,宿食不消,天行疫瘴,膀胱肾间冷气攻冲背脊,妇人血气,小儿腹中诸虫。

乌药气温,禀天春暖之木气,入足厥阴肝经;味辛无毒,得地西方之金味,入手太阴肺经。气味俱升,阳也。

肺者手太阴经,主气合皮毛而为外固者也,肺气不虚,则外邪无从而入,正气不伤,则外邪不能为害;心腹太阴经行之地,中恶而心腹痛,太阴正气不能祛邪也;乌药味辛而温,温能行,辛能散,所以主之。辛温为阳,阳能破阴,故主蛊毒疰忤鬼气也。饮食入胃,散精于肝,肝之能散,全赖辛温之阳以行之也;乌药辛温助肝,所以消食。疫瘴之邪,皆因湿热酿成;辛温条达,可消湿热抑塞之气,所以主之。膀胱肾间冷气,寒水之气也,攻冲背脊,从阴位来而犯阳也;乌药辛温助阳,阳之所至,阴寒自退,且背脊太阴肺所主也。气温入肝,肝藏血;味辛入肺,肺主气;辛温走泄,所以主妇人血气凝滞也。小儿腹中诸虫,皆湿热

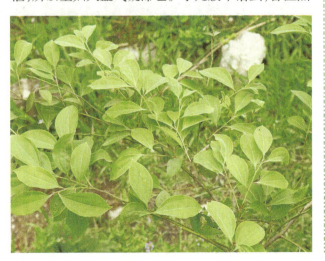

所化,辛温则具上达下泄之性,所以能去诸虫也。

制方:乌药同人参、沉香、槟榔,各磨汁,名四磨汤,治七情郁结,上气喘息。同沉香、人参、甘草,末,名乌沉散,治一切气,一切冷,一切痛,及中恶吐泻转筋,疰忤鬼气疫瘴。

【药物来源】为樟科植物乌药 *Lindera aggregata* (Sims) Kosterm. 的干燥块根。

【形态特征】常绿灌木或小乔木,高可达5 m。根纺锤状或结节状膨胀,棕黄色至棕黑色,有香味。树皮灰褐色。幼枝密被金黄色绢毛,老时无毛。叶互生,卵形至近圆形。伞形花序腋生。核果近球形。

【性味功效】味辛,性温。行气止痛,温肾散寒。

【古方选录】《太平惠民和剂局方·卷三》乌沉汤:天台乌一百两,沉香五十两,人参三两,甘草(燂)四两半。用法:上为末。每服半钱,入生姜三片,盐少许,空心、食前沸汤点服。主治:吐泻转筋,症癖疼痛,风水毒肿,冷风麻痹,中恶心腹痛,宿食不消,天行瘴疫。膀胱,肾间冷气攻冲,背脊俯仰不利。及妇人血气攻击,心腹撮痛,并宜服之。

【用法用量】煎服,6~10 g;磨汁或入丸、散。

【使用注意】气虚及内热证患者不宜使用。孕妇及体虚者慎服。

【现代研究】乌药含乌药醇、乌药内酯等呋喃倍半萜及其内酯类,去甲异波尔定等生物碱类,挥发油类,黄酮类,异喹啉类等。有抗菌,抗病毒,消炎镇痛,抗肿瘤,抗氧化等作用。

99 降真香(降香)

【古籍原文】气温,味辛,无毒。烧之辟天行时气、宅舍怪异。小儿带之,辟邪恶气。

降香气温,禀天春和之木气,入足厥阴肝经;味辛无毒,得地西方之金味,入手太阴肺经。气味俱升,阳也。

烧之能降天真气,所以辟天行时气,宅舍怪异也。小儿带之能辟恶气者,气温味辛,辛温为阳,阳能辟恶也,色红味甜者佳。

制方:降香同白芍、甘草、北味、丹皮、白茯、生地,治怒气伤肝吐血。多烧能祛狐媚。为末,治刀伤

血出不止。

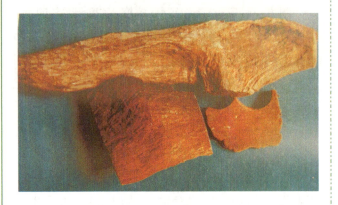

【药物来源】为豆科植物降香檀 *Dalbergia odorifera* T. Chen 树干和根的干燥心材。

【形态特征】高大乔木,高 10~15 m。树皮褐色。小枝密集苍白色小皮孔。树干与根边材淡黄质松,心材红褐坚重,有香味。羽状复叶互生,小叶卵形。圆锥花序腋生。荚果舌状长圆形,果瓣革质。

【性味功效】味辛,性温。化瘀止血,理气止痛。

【古方选录】《古今医统大全·卷七十六》降椒酒:降真香(细锉)二两,川椒(去梗及合口者)一两。用法:上用绢囊贮,浸无灰酒中约二斗,每日饮数杯,寻常宜服之。主治:辟一切瘴气;兼治风湿脚气,疝气冷气,及背面恶寒风疾。

【用法用量】煎服,9~15 g,后下;研末吞服 1~2 g;或入丸、散。外用适量,研细末敷患处。

【使用注意】血热妄行所致出血色黯质稠者不宜使用。痈疽溃破及阴虚火旺出血者慎用。

【现代研究】降香含橙花叔醇、氧化石竹烯等挥发油

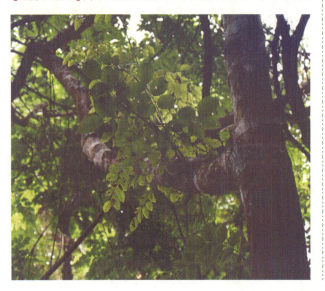

类,黄酮类,萜类,木脂素类,桂皮酰酚类等。有消炎,抗氧化,抗过敏,抗肿瘤,抑菌,抗血小板聚集,舒张血管,激活酪氨酸酶等作用。

100 苏方木(苏木)

【古籍原文】气平,味甘咸,无毒。主破血。产后血胀闷欲死者,水煮五两,取浓汁服。

苏木气平,禀天秋降之金气,入手太阴肺经;味甘咸无毒,得地中北土水之味,入足太阴脾经、足少阴肾经。气味降多于升,阴也。

味甘入脾,脾统血,味咸走血,所以破血也。产后血胀闷,煮汁五两服,破血之功也。

制方:苏木同泽兰、生地、人参、小便、益母、牛膝、黑豆,治产后血晕。同人参,名参苏饮,治产后气喘,面黑欲死。

【药物来源】为豆科植物苏木 *Caesalpinia sappan* Linn. 的干燥心材。

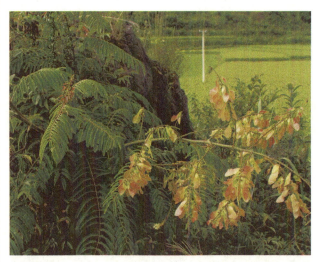

【形态特征】小乔木,高达 6 m。树干具疏刺。枝上皮孔密而显著。心材赭褐色,质坚重,有光泽。二回羽状复叶,小叶具锥刺状托叶。圆锥花序顶生或腋生,约与叶等长。荚果木质,扁平,先端有硬喙。

【性味功效】味甘、咸,性平。活血祛瘀,消肿止痛。

【古方选录】《妇人大全良方·卷二十二》引胡氏方参苏饮:人参一两(另末),苏木二两。用法:以水二碗,煮苏木,取一碗,去滓,调参末,随时加减服。主治:产后血入于肺,面黑,发喘欲死者。

【用法用量】煎服,3~9 g;或入丸、散;研末或熬膏。

【使用注意】月经过多者、孕妇慎用。

【现代研究】苏木含原苏木素类,巴西苏木素类,高异黄酮类,查耳酮类,挥发油,甾醇,有机酸等。有消炎,抑制免疫力,抗肿瘤,保护血管,抗心脏移植排斥反应,抗氧化,抗病毒等作用。

101 蔓荆子

【古籍原文】气微寒,味苦,无毒。主筋骨间寒热湿痹拘挛,明目坚齿,利九窍,去白虫。久服轻身耐老。

　　蔓荆子气微寒,禀天冬寒之水气,入足少阴肾经、足太阳寒水膀胱经;味苦无毒,得地南方之火味,入手少阴心经。气味俱降,阴也。

　　太阳寒水,主筋所生之病,而骨者肾之合也;蔓荆寒可清热,苦可燥湿,湿热攘,则寒热退而拘挛愈矣。气寒壮水,味苦清火,火清则目明,水壮则齿坚,齿乃肾之余也。九窍者,耳目鼻各二,口大小便各一也,苦味清火,所以九窍皆利也。白虫湿热所化,苦寒入膀胱以泻湿热,所以去白虫也。久服轻身者,祛湿之功;耐老者,壮水之力也。

　　制方:蔓荆子同甘菊、荆芥、黄芩、乌梅、芽茶、白蒺藜、川芎、黑豆、土茯苓,治偏正头风,目将损者。

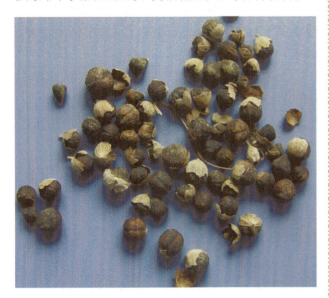

【药物来源】为马鞭草科植物单叶蔓荆 *Vitex trifolia* L. var. *simplicifolia* Cham. 或蔓荆 *Vitex trifolia* L. 的干燥成熟果实。

【形态特征】1. 单叶蔓荆:落叶小灌木,植株高约2 m。全株被灰白色柔毛。主茎匍匐地面,节上常

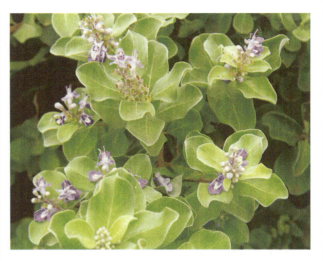

生不定根,幼枝四棱形。单叶对生,具短柄;叶片倒卵形至椭圆形。圆锥花序顶生。核果球形。

　　2. 蔓荆:落叶灌木,植株高 1.5 ~ 5 m。具香味。小枝四棱形,密生细柔毛。三出复叶,对生,有时偶有单叶。圆锥花序顶生,花萼钟形,花冠淡紫色或蓝紫色。核果近圆形,熟时黑色。

【性味功效】味辛、苦,性微寒。疏散风热,清利头目。

【古方选录】《世医得效方·卷十六》蔓荆散:土瓜根、蔓荆子、荆芥、甘草、栀子各等分。用法:上为散。每服三钱,水一盏煎,先熏后服,食后用之。主治:目赤肿涩痛,多泪。

【用法用量】煎服,5 ~ 10 g;或入丸、散。

【使用注意】血虚有火所致头痛目眩者及胃虚者慎用。

【现代研究】蔓荆子含萜类,蒽醌类,木脂素类,酚酸类,挥发油,生物碱类,维生素 A,黄酮类,脂肪酸类,甾醇类等。有解热,镇痛,抗菌,抗病毒,降血压,祛痰,平喘,抗过敏,明目等作用。

102 桑皮(桑白皮)

【古籍原文】气寒,味甘,无毒。主伤中,五劳六极,羸瘦崩中绝脉,补虚益气。(焙)

　　桑皮气寒,禀天冬寒之水气,入足少阴肾经;味甘无毒,得地中正之土味,入足太阴脾经。气降味和,阴也。

　　中者中州脾也,脾为阴气之原,热则中伤;桑皮

甘寒,故主伤中。五劳者,五脏劳伤真气也;六极者,六腑之气虚极也;脏腑俱虚,所以肌肉削而羸瘦也;其主之者,桑皮甘以固脾气而补不足,寒以清内热而退火邪,邪气退而脾阴充,脾主肌肉,自然肌肉丰而劳极愈矣。崩中者血脱也,脉者血之腑,血脱故脉绝不来也,脾统血而为阴气之原;甘能益脾,所以主崩中绝脉也。火与元气,势不两立,气寒清火,味甘益气,气充火退,虚得补而气受益矣。

制方:桑皮同白芍、苡仁、木瓜、白茯、陈皮、赤小豆,治水肿如神。同白芍、沙参、杞子、黄芪、甘草、北味,治虚劳。同糯米,末,米饮下,治吐血咳嗽。桑皮一味,治皮水。

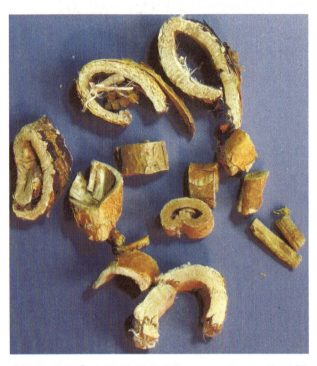

【药物来源】为桑科植物桑 Morus alba L. 的干燥根皮。

【形态特征】小乔木或灌木,树皮厚,小枝有细毛。叶互生,卵形或广卵形,长 5~15 cm,宽 5~12 cm,边缘锯齿粗钝,叶柄具柔毛。花单性,与叶同时生出。聚花果卵状椭圆形,熟时红色或暗紫色。

【性味功效】味甘,性寒。泻肺平喘,利水消肿。

【古方选录】《寿世青编·病后调理服食法》桑皮饮:桑根白皮四两。用法:上和米四合,煮烂食之。主治:水肿,腹胀喘急。

【用法用量】煎服,6~12 g。外用适量,捣汁涂或煎水洗。泻肺利水宜生用,治肺虚咳嗽蜜炙用。

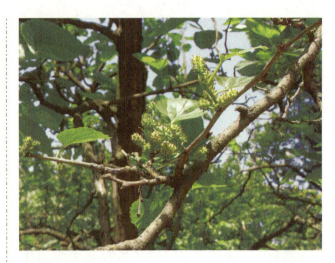

【使用注意】肺寒无火及风寒咳嗽喘息者不宜使用。

【现代研究】桑白皮含黄酮及其苷类,香豆素类,多糖类,甾醇类,鞣质和挥发油等。有降血压,镇痛,消炎,镇咳,祛痰,平喘,利尿,抗肿瘤,抗病毒,降血糖,止泻,抗溃疡等作用。

103 桑 叶

【古籍原文】气寒,味苦甘,有小毒。主除寒热,出汗。

桑叶气寒,禀天冬寒之水气,入足太阳寒水膀胱经;味苦甘,有小毒,得地中南火土之味,而有燥湿之性,入手少阴心经、足太阴脾经。气味降多于升,阴也。

太阳者行身之表,而为一身之外藩者也,太阳本寒标热,所以太阳病则发寒热;桑叶入太阳,苦能清,甘能和,故除寒热。汗者心之液,得膀胱气化而出者也;桑叶入膀胱而有燥湿之性,所以出汗也。

制方:桑叶同黄芪、归身,治血虚身热无汗。同附子、黄芪,治里气虚寒,表邪未尽。同脂麻,丸,名桑麻丸,治血痹。

【药物来源】为桑科植物桑 Morus alba L. 的干燥叶。

【形态特征】同"桑白皮"。

【性味功效】味甘、苦,性寒。疏散风热,清肺润燥,清肝明目。

【古方选录】《同寿录·卷尾》桑麻丸:桑叶一斤(炒,为末),黑芝麻、糯米、黑豆各一升(同炒,为末),黑枣一斤(去核,煮熟)。用法:上药同擂,为丸,熬浓汁,和白蜜一斤,炼至滴水成珠,入桑叶末为丸,如梧

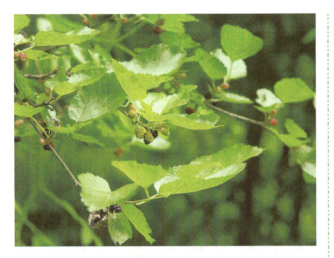

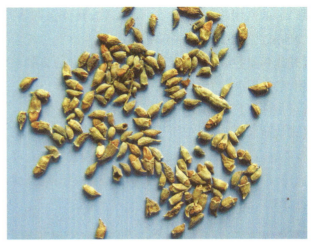

桐子大。每服三钱,早晚以酒或滚汤送下。主治:肢体瘫痪挛痹。

【用法用量】煎服,5～10 g;或入丸、散。外用:煎水洗或捣敷。桑叶蜜炙能增强润肺止咳的作用,故肺燥咳嗽宜蜜炙用。

【使用注意】脾胃虚寒者不宜久服。

【现代研究】桑叶含甾体及三萜类,黄酮及苷类,香豆精及其苷类,生物碱类,挥发油,氨基酸类及维生素类等。有降血糖,降血脂,抗粥样硬化,消炎,抗衰老,抗病毒及保护肠黏膜等作用。

104 槐 花

【古籍原文】气平,味甘,无毒。主五痔,心痛,眼赤,杀腹脏虫,及皮肤风热,肠风泻血,赤白痢,并炒研用。

　　槐花气平,禀天秋凉之金气,入手太阴肺经;味苦无毒,得地南方之火味,入手少阴心经。气味俱降,阴也。

　　肺与大肠为表里,五痔大肠之火症也;槐花味苦清心,所以主之。火郁于心则痛,气平能清,味苦能泄,所以主之也。眼赤,肝有实火也,实则泻其子。味苦清心,心乃肝之子也;腹太阴经行之地,脏即大肠,肺之合也;味苦可以杀虫,所以主之也。皮肤肺之合也,平能清风,苦能泄热,所以主之。肠风下血,大肠火也;赤白痢,大肠湿热也;味苦者能清,所以并炒研服也。

　　制方:槐花同荆芥,治下血。同牡蛎,末,治白带。

【药物来源】为豆科植物槐 *Sophora japonica* L. 的干燥花及花蕾。

【形态特征】落叶乔木,高 8～20 m。树皮灰褐色,具不规则纵裂,皮孔明显。奇数羽状复叶,互生,叶轴有毛,基部膨大;小叶密生白色短柔毛。圆锥花序顶生,花萼浅钟状。荚果肉质,串珠状。

【性味功效】味苦,性微寒。凉血止血,清肝泻火。

【古方选录】《普济方·卷三十八》引《经验良方》槐花散:槐花(半两炒,半两生)一两,山栀子(去皮,

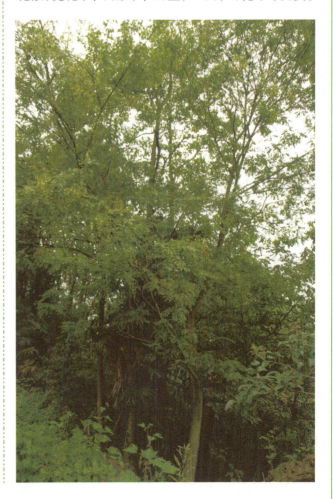

炒)一两。用法:上为末。每服二钱,新汲水调下。食前服。主治:脏毒,酒病便血。

【用法用量】煎服,5～10 g。外用适量。止血多炒炭用,清热泻火宜生用。

【使用注意】脾胃虚寒,阴虚发热而无实火者慎用。

【现代研究】槐花含黄酮及其苷类,皂苷类,甾醇类,鞣质等。有消炎,止血,抗病毒,抗真菌,抗肿瘤,降血压,扩张冠状动脉,降血脂,抑制醛糖还原酶,抗凝血,解痉,止痛,排石等作用。

105 黄柏

【古籍原文】气寒,味苦,无毒。主五脏肠胃中结热,黄疸,肠痔,止泄痢,女子漏下赤白,阴伤蚀疮。(盐水炒)

　　黄柏气寒,禀天冬寒之水气,入足少阴肾经;味苦无毒,得地南方之火味,入手少阴心经。气味俱降,阴也。

　　五脏六腑,心为君主,心属火,结热,火气结也;味苦泄热,所以主之。黄疸,胃经湿热之证;肠痔,大肠火结之病;泄痢,大肠湿热之证;其主之者,黄柏入肾,肾者胃之关,大肠肾所主也,气寒能清,味苦能燥,故治以上诸症也。漏下赤白,胎漏下血及赤白带也,一因血热妄行,一因湿热下注;黄柏入肾,寒能清热,苦可燥湿,所以主之。阴阳蚀疮,阴户伤蚀成疮也,诸疮皆属心火,其主之者,苦寒泻火也。

　　制方:黄柏同知母,滋阴降火。同苍术,除湿清热,治痿要药。同细辛,泻膀胱火。用蜜炙成末,煨大蒜,丸,治妊娠下痢白色。同木瓜、白茯、二术、石

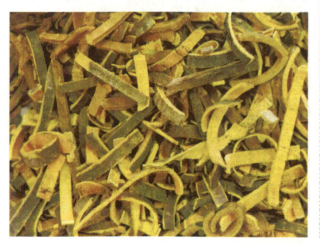

斛、生地,治痿。同白芍、甘草,治火热腹痛。

【药物来源】为芸香科植物黄皮树 *Phellodendron chinense* Schneid. 或黄檗 *Phellodendron amurense* Rupr. 的干燥树皮。

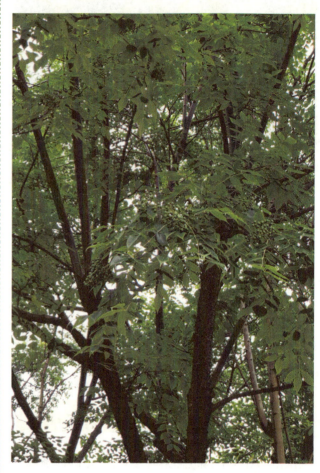

【形态特征】1. 黄皮树:落叶乔木,高 10～12 m。树皮薄,无加厚的木栓层,内层黄色。叶对生,奇数羽状复叶。花序圆锥状;花单性,雌雄异株,雄花雄蕊花丝甚长。浆果状核果球形,密集成团。

　　2. 黄檗:落叶乔木,高 10～25 m。树皮有厚的木栓层,表面有纵向沟裂,内皮鲜黄色。叶对生,奇数羽状复叶。花序圆锥状;花单性,雌雄异株,较小。浆果状核果圆球形,紫黑色。

【性味功效】味苦,性寒。清热燥湿,泻火除蒸,解毒疗疮。

【古方选录】《伤寒论·卷五》栀子柏皮汤:肥栀子(擘)十五个,甘草(炙)一两,黄柏二两。用法:上三味,以水四升,煮取一升半,去滓,分二次温服。主治:伤寒,身黄发热者。

【用法用量】煎服,3～12 g;或入丸、散。外用适量。

【使用注意】脾胃虚寒者忌用。

【现代研究】黄檗含黄酮类,生物碱类,酚酸类和三萜类等。有降血糖,降血压,抗心律失常,促进胰腺分泌,抑制免疫力,消炎,抗菌,抗溃疡,抗肾炎,抗病毒,抗痛风,抗变态反应等作用。

106 山栀仁(栀子)

【古籍原文】气寒,味苦,无毒。主五内邪气,胃中热气,面赤酒疱皶鼻,白癞赤癞,疮疡。(炒黑用)。

　　山栀气寒,禀天冬寒之水气,入足太阳寒水膀胱经;味苦无毒,得地南方之火味,入手少阴心经。气味俱降,阴也。

　　五内者,五脏之内也,五脏为阴,其邪气乃阳邪也;山栀苦寒清阳,所以主之。胃为阳明,胃中热气,燥热之气也;气寒,禀冬寒之水气,所以除燥热也。心主血,其华在面,面赤色,心火盛也;苦味清心,所以主之。鼻属肺,肺为金,金色白,心火乘肺,火色赤,故鼻红,成酒疱皶鼻;其主之者,入心清火也。癞者,麻皮风也;膀胱主表,心火郁于膀胱寒水经,则湿热成癞也,白者湿也,赤者火也,山栀入心与膀胱,苦寒可以燥湿热,所以主之也。疮疡皆属心火,苦寒清心,故主疮疡也。

　　制方:栀子同桑皮、黄芩、甘草、桔梗、五味、干葛,治酒皶鼻。同连翘、麦冬、竹叶、灯心、川连、甘草,泻心经有余之火。

【药物来源】为茜草科植物栀子 *Gardenia jasminoides* Eliis 的干燥成熟果实。

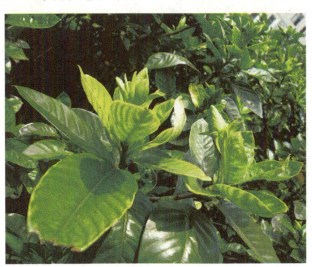

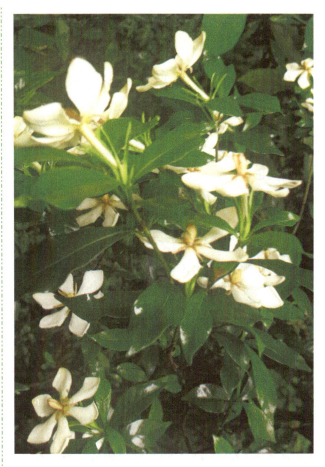

【形态特征】常绿灌木,高 1～2 m。小枝绿色,幼时被毛。单叶对生或三叶轮生,革质,椭圆形或倒卵形。花大,极芳香,顶生或腋生。果实深黄色,先端有条状宿存之萼。种子多数,鲜黄色。

【性味功效】味苦,性寒。泻火除烦,清热利湿,凉血解毒;外用消肿止痛。

【古方选录】《伤寒论·卷三》栀子豉汤:栀子(擘)十四个,香豉(绵裹)四合。用法:水四升,先煮栀子,得二升半,纳豉,去滓,分二服,温进一服。得吐者止后服。主治:伤寒汗吐下后,虚烦不得眠,心中懊侬,胸脘痞闷,饥不能食。

【用法用量】煎服。6～10 g;或入丸、散。外用生品适量,研末调敷。生栀子走气分而清热泻火,焦栀子及栀子炭入血分而凉血止血。

【使用注意】本品苦寒伤胃,脾虚便溏者慎用。

【现代研究】栀子含环烯醚萜类,单萜苷类,二萜类,三萜类,有机酸酯类,黄酮类,挥发油,多糖类和微量元素等。有保肝利胆,降血糖,促进胰腺分泌,保护胃功能,降血压,调脂,消炎等作用。

107 琥珀

【古籍原文】气平,味甘,无毒。主安五脏,定魂魄,杀精魅邪气,消瘀血,通五淋。

琥珀气平,禀天秋平之金气,入手太阴肺经;味甘无毒,得地中正之土味,入足太阴脾经。气味降多于升,阴也。

色赤专入血分,五脏藏阴者也,血有所凝,则五脏为之不安;琥珀甘平和血,故安五脏也。随神往来者谓之魂,并精出入者谓之魄,魄阴而魂阳也;琥珀气平入肺,肺主气,味甘入脾,脾统血,质坚有镇定之功,所以入肺脾而定魂魄也;魂魄定则神气内守,而精魅邪鬼不得犯之,所以云能杀鬼魅也。气平则通利,味甘则缓中,所以能消瘀血也。气平入肺,肺通水道,所以治五淋。

制方:琥珀同乳香、没药、延胡索、干漆、鳖甲,为末,治产后血晕。同丹砂、滑石、竹叶、木通、麦冬,治心火小便闭。

【药物来源】为古代松科植物的树脂埋藏地下经年久转化而成。

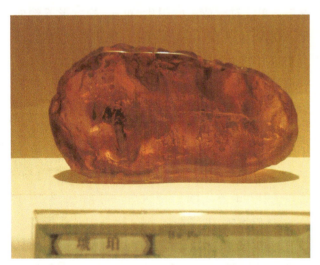

【形态特征】呈不规则的粒状、块状、钟乳状。有时内部包含着植物或昆虫的化石。颜色为黄色、棕黄色及红黄色。条痕白色或淡黄色。具松脂光泽。透明至不透明。断口贝壳状。性极脆。

【性味功效】味甘,性平。镇心安神,活血散瘀,利尿通淋。

【古方选录】《圣济总录·卷一二五》琥珀丸:琥珀

(研)、大黄(锉,炒)各一两,昆布(洗去咸,焙)半两。用法:上为细末,炼蜜为丸,如梧桐子大。每服二十丸,空心及晚食后以温酒送下。主治:瘿气初结,喉中壅闷,渐渐肿大。

【用法用量】研末冲服,或入丸、散,每次1.5～3 g,不入煎剂。外用适量。

【使用注意】阴虚内热及无瘀滞者忌用。

【现代研究】琥珀含树脂,挥发油和钠、锶、硅、铁、钨、镁、铝、钴、镓等元素。有镇静,安神,利尿,抗惊厥,抗休克等作用。

108 猪苓

【古籍原文】气平,味甘,无毒。主痎疟,解毒蛊疰不祥,利水道,久服轻身耐老。

猪苓气平,禀天秋凉之金气,入手太阴肺经,味甘无毒,得地中正之土味,入足太阴脾经。气味降多于升,阴也。

其主痎疟者,盖主太阴呕吐之湿疟也;猪苓入脾肺以化气,则湿行而疟止也。蛊疰不祥,皆湿热之毒,甘平渗利,所以主之。肺主气,气平益肺,肺气化

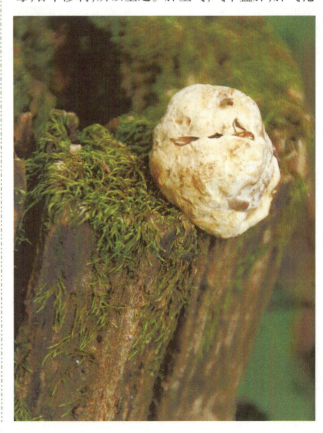

及州都,则水道利,所以利水。久服则味甘益脾,脾统血,血旺故耐老。气平益肺,肺主气,气和故身轻也。

制方:猪苓同白茯、泽泻、滑石、阿胶,名猪苓汤,治伤寒口渴,及呕而思水。

【药物来源】为多孔菌科真菌猪苓 Polyporus umbellatus(Pers.)Fries 的干燥菌核。

【形态特征】菌核形状不规则,呈大小不一的团块状,坚实,表面紫黑色,有多数凹凸不平的皱纹,内部白色。子实体从埋生于地下的菌核上发出,有柄并多次分枝,形成一丛菌盖。菌肉白色。

【性味功效】味甘、淡,性平。利水渗湿。

【古方选录】《云岐子七表八里九道脉诀论并治法·七表》猪苓汤:猪苓、滑石、泽泻、阿胶(炒)各等分。用法:上㕮咀。水二盏,先用前三味煎至一盏,去滓,后入阿胶化开,食前温服。主治:淋沥失血,脉芤者。

【用法用量】煎服,6~12 g。

【使用注意】无水湿者忌用,以免伤阴。

【现代研究】猪苓含多糖类,甾体类,蛋白质,氨基酸类,维生素及微量元素等。有利尿,抗肿瘤,消炎,抗氧化,免疫调节,保肝,抑菌,促进头发生长等作用。

109 枳 实

【古籍原文】气寒,味苦,无毒。主大风在皮肤中如麻豆苦痒,除寒热结,止痢,长肌肉,利五脏,益气轻身。(麸炒)

枳实气寒,禀天冬寒之水气,入手太阳寒水膀胱经、手太阳寒水小肠经;味苦无毒,得地南方之火味,入手少阳相火三焦。气味俱降,阴也。

太阳主表,经行身表,为外藩者也;大风在皮肤中如麻豆苦痒者,皮毛患大麻风也;其主之者,枳实入太阳,苦寒清湿热也。小肠为寒水之经,丙火之腑,寒热结者,寒热之邪结于小肠也;其主之者,苦以泄结也,小肠为受盛之腑,化物出焉,受物不化,则滞而成痢;枳实苦寒下泄,所以止痢。太阴脾主肌肉,乃湿土之脏也;土湿则脾困,而肌肉不生,枳实入小肠膀胱,苦寒湿热,所以脾土燥而肌肉长也;三焦,人身一大腔子也;苦寒清三焦之相火,火息则阴足,而

五脏皆安也。益气者,枳实泄滞气,而正气受益也;轻身者,邪去积消,则正气流通而身轻也。

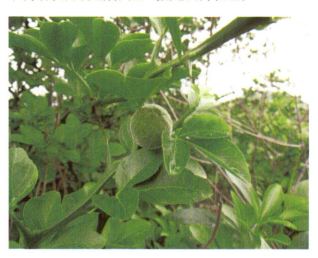

制方:枳实同白术,名枳术汤,治心下坚,水饮痞满。同白芍,治产后腹大满痛。同川芎、甘草,治左胁痛胀。

【药物来源】为芸香科植物酸橙 Citrus aurantium L. 及其栽培变种或甜橙 Citrus sinensis Osbeck 的干燥幼果。

【形态特征】1. 酸橙:小乔木,枝叶茂密,刺多。叶色浓绿,质地厚,翼叶倒卵形。总状花序有花少数,有时兼有腋生单花。果圆球形或扁圆形,果皮厚难剥离,橙黄色至朱红色,果肉味酸。种子多。

2. 甜橙:常绿小乔木。枝少刺或无刺。叶互生,单身复叶;叶片较厚。总状花序有花少数,或兼有腋生单花,白色。柑果扁圆形或近球形,橙黄色或橙红色,果皮较厚。种子少或无。

【性味功效】味苦、辛、酸,性微寒。破气消积,化痰散痞。

【古方选录】《备急千金要方·卷十五》枳实散:枳实二两。用法:治下筛。三岁以上服方寸匕。若儿小,以意斟酌,日三服。主治:少小久痢淋沥,水谷不调,形羸不堪大汤药者。

【用法用量】煎服,3~10 g;或入丸、散。

【使用注意】孕妇慎用。

【现代研究】枳实含橙皮苷、柚皮苷等黄酮苷类,对羟福林等生物碱类,柠檬烯等挥发油类等。有调节肠胃运动,抗胃溃疡,增强子宫收缩,升高血压,强心,抗氧化,抗菌,镇痛,抗血栓等作用。

110 枳 壳

【古籍原文】气微寒,味苦酸,无毒,主风痒麻痹,通利关节,劳气咳嗽,背膊闷倦,散留结胸膈痰滞,逐水消胀满,大肠风,安胃止风痛。(麸炒)

枳壳气微寒,禀天初冬寒水之气,入足太阳寒水膀胱经、手太阳寒水小肠经;味苦酸无毒,得地东南木火之味,入足少阳相火胆经、手厥阴风木心包络经。气味俱降,阴也。

太阳经行身表,附皮毛而为卫者也。太阳为寒水,风入寒水,则风湿相搏,风痒麻痹矣;其主之者,酸可治风,苦可燥湿也。关节皆筋束之,太阳主筋所生病;苦寒清湿热,故利关节也。劳则伤少阳之气,于是相火刑金而咳嗽矣;枳壳味酸可以平少阳,味苦可以泻相火,火息木平而咳止矣。背膊,太阳经行之地,火热郁于太阳,则背膊闷倦;苦寒下泄,可以泻火热也。手厥阴经起于胸中,厥阴为相火,火炎胸中,则痰涎滞结;枳壳寒可清火,苦可以泄胸膈之痰也,入小肠膀胱而性苦寒,故可以逐水消胀满。风为阳邪,入大肠阳经,两阳相烁,则血热下行而为肠风,心

包乃风木之经,代君行事而主血;枳壳清心包之火,可以平风木而治肠风。胃为燥金,味苦能燥,所以安胃。《经》云:"胃过于苦,胃气乃厚,益以苦能泄也。"风入太阳,气壅而痛,枳壳味苦能泄,所以止痛也。

制方:枳壳同人参、麦冬,治气虚大便不快。同川芎、归身、生地、白芍、秦艽,治肠风下血。

【药物来源】为芸香科植物酸橙 *Citrus aurantium* L. 及其栽培变种的干燥未成熟果实。

【形态特征】同"枳实"。

【性味功效】味苦、辛、酸,性微寒。理气宽中,行滞消胀。

【古方选录】《太平惠民和剂局方·卷九(吴直阁增诸家名方)》滑胎枳壳散:枳壳(去瓤,炒)二十四两,甘草(爁)六两。用法:上为细末。每服一钱,空心沸汤点下,一日三次。主治:妇人胎气不足,及胎中一切恶疾。

【用法用量】煎服,3～10 g;或入丸、散。

【使用注意】孕妇慎用。

【现代研究】枳壳含柠檬烯、芳樟醇等挥发油类,柚皮苷、新橙皮苷等黄酮苷类,伞形花内酯等香豆素类,生物碱类,微量元素等。有调节胃肠功能,利胆排石,降血脂,抗肿瘤,抗血栓等作用。

111 槟 榔

【古籍原文】气温,味苦辛涩,无毒,主消谷逐水,除痰癖,杀三虫伏尸,疗寸白。

槟榔气温,禀天春升之木气,入足厥阴肝经;味苦辛涩无毒,得地南火西金之燥味,入手少阴心经、足阳明燥金胃经、手阳明燥金大肠经。气味降多于升,阴也。

足阳明为水谷之海,气温则行,味辛则散,故主消谷逐水。手阳明为传导之官,消化不尽,则水谷留滞,变成痰癖;槟榔温辛,具消谷之才,苦泄有下降之德,所以主之也。三虫伏尸寸白,皆湿热所化之虫也;辛则散,涩则燥,苦则杀虫,故主以上诸虫也。

制方:槟榔同川连、扁豆、莲肉、橘红、红曲、白芍、乌梅、葛根、枳壳,治痢下后重。同雷丸、使君子、

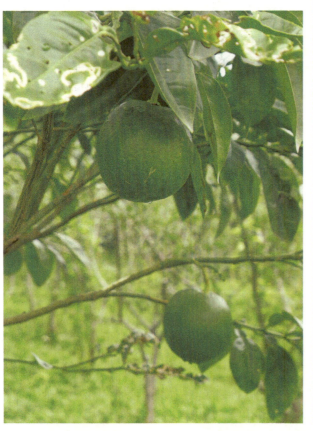

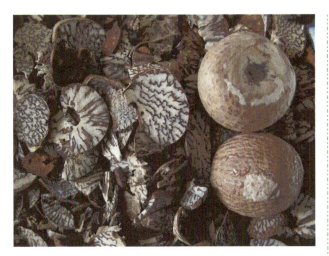

白芜荑、芦荟、肉蔻、胡黄连,治小儿疳蛔。同楝根、鹤虱、锡灰、苡仁根、贯仲、乌梅,治一切寸白虫。同茅术、草果、青皮、甘草,治瘴疟。

【药物来源】为棕榈科植物槟榔 *Areca catechu* L. 的干燥成熟种子。

【形态特征】乔木,高 10 ~ 30 m,茎直立,有明显的环状叶痕。叶簇生于茎顶,羽片多数,披针形。花单性同株,花序多分枝,雌花单生于分枝的基部;雄花小,通常单生。坚果卵圆形。种子卵形。

【性味功效】味苦、辛,性温。杀虫,消积,行气,利水,截疟。

【古方选录】《圣济总录·卷五十六》槟榔丸:槟榔(炮,锉)一两半,陈橘皮(去白,焙)、芜荑、牵牛子(炒)各一两,木香半两。用法:上为细末,炼蜜为丸,如小豆大。每服二十丸,橘皮汤送下,空心、日午、临卧各一服。主治:虫兼气心痛。

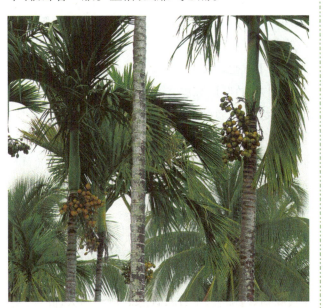

【用法用量】煎服,3 ~ 10 g;或入丸、散。驱绦虫、姜片虫,30 ~ 60 g。

【使用注意】脾虚便溏、气虚下陷者忌用。孕妇慎用。

【现代研究】槟榔含槟榔碱、槟榔次碱等生物碱类,脂肪酸类、鞣质、氨基酸类、黄酮类、酚类和微量元素等。有驱虫,抗氧化,抗病原微生物,抗过敏,降血糖,调节血脂,抗抑郁等作用。

112 厚 朴

【古籍原文】气温,味苦,无毒,主中风伤寒头痛,寒热惊悸,血痹死肌,去三虫。(姜汁炒)

厚朴气温,禀天春升之木气,入足厥阴肝经;味苦无毒,得地南方之火味,入手少阴心经。气味升多于降,阳也。

《难经》云:伤寒有五,中风、伤寒、湿温、热病、温病是也。中风伤寒者,中风证也,风气通肝,肝脉与督脉会于巅,风为阳邪而伤上,所以头痛;其主之者,厚朴入肝温散也。寒热惊悸者,病寒热而惊悸也,心虚则悸,肝虚则惊;厚朴气温可以达肝,味苦可以清心也。肝藏血,心主血,血凝泣则成痹;苦可以泄,温可以行,故主血痹。死肌者,亦血泣而皮毛不仁麻木也;苦泄温行,故亦主之。三虫湿所化也,味苦燥湿,可以杀虫,所以去虫也。

制方:厚朴同槟榔、木香、川连、滑石、陈皮、甘

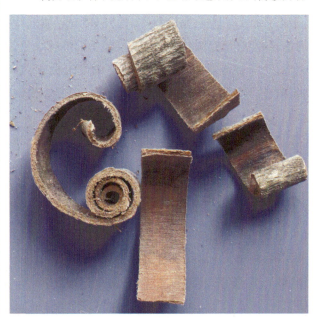

草,治痢初起。同白术、人参、白茯、白芍,治腹胀。同生姜、陈皮、藿香、砂仁、半夏,治胃寒呕逆。

【药物来源】为木兰科植物厚朴 *Magnolia officinalis* Rehd. et Wils. 或凹叶厚朴 *Magnolia officinalis* Rehd. et Wils. subsp. *biloba* Rehd. et Wils. 的干燥干皮、根皮及枝皮。

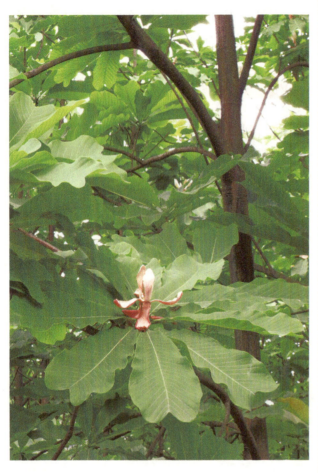

【形态特征】1.厚朴:落叶乔木,高5~15 m。树皮紫褐色。叶互生,椭圆状倒卵形,全缘,上面淡黄绿色,无毛,幼叶和侧脉上密生长毛。花单生于枝顶,杯状,白色。聚合果长圆状卵圆形。种子三角状倒卵形。

2.凹叶厚朴:特点是叶片先端凹陷成2枚钝圆浅裂片,裂深2~3.5 cm。

【性味功效】味苦、辛,性温。燥湿消痰,下气除满。

【古方选录】《圣济总录·卷四十六》厚朴汤:厚朴(去粗皮)四两(生姜二两同杵,阴一二日,曝干),白术四两,陈橘皮(汤浸,去白,焙)三两,乌药(汤浸,锉、炒)、甘草(炙,锉)各二两。用法:上为粗末。每服二钱匕,水一盏,加生姜三片,大枣二个(擘破),

同煎至七分,去滓温服。主治:脾胃不和及心下急懊(注:心下急懊,指膈下胃脘部位骤发烦热、闷乱不宁状)。

【用法用量】煎服,3~10 g;或入丸、散。

【使用注意】本品温燥,易耗气伤津,气虚津亏者及孕妇当慎用。

【现代研究】厚朴含厚朴酚、和厚朴酚等木脂素类,挥发油,生物碱类,黄酮类等。有抑菌,消炎,抗肿瘤,降血压,保护心肌,中枢性肌肉松弛,抗凝血,抗溃疡,脑缺血保护等作用。

竹 部

113 竹 叶

【古籍原文】气大寒,味甘平,无毒,主胸中痰热,咳逆上气。

淡竹叶气大寒,禀天冬寒之水气,入足少阴肾经;味甘平无毒,得地中央燥土之味,入足阳明燥金胃土。气味俱降,阴也。

足少阴之脉,其支者注胸,少阴肾,主五液,水泛成痰,痰滞胸中则热;其主之者,寒可清也。阳明胃气本下行,气逆而上,则熏肺而咳;竹叶寒可清胃,甘平可以下气也。

制方:竹叶同陈皮,治上气发热。同石膏、知母、甘草、麦冬,名竹叶石膏汤,治壮热口渴。

【药物来源】为禾本科植物毛金竹(淡竹)*Phyllostachys nigra*(Lodd. ex Lindl.)Munro var. *henonis*(Mitford)Stapf ex Rendle 的干燥叶。

【形态特征】乔木或灌木状竹类。竿可达7~18 m,竿壁厚可达5 mm。幼竿密被细柔毛及白粉。竿环与箨环均隆起。箨鞘顶端极少有深褐色微小斑点。小穗披针形,具2朵或3朵小花,小穗轴具柔毛。

【性味功效】味甘、辛、淡,性寒。清热泻火,除烦,生

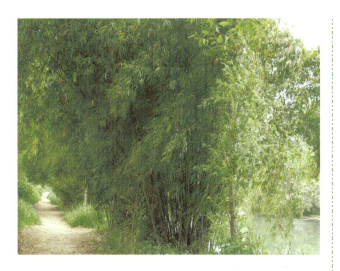

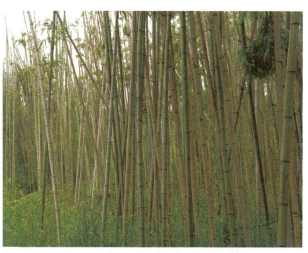

津利尿。

【古方选录】《太平圣惠方·卷四十七》竹叶汤:竹叶一握。用法:以水一大盏,煮取汁五升,分二次温服。主治:霍乱吐泻,心烦闷乱。

【用法用量】煎服,6~15 g;鲜品15~30 g。

【使用注意】阴虚火旺、骨蒸潮热者忌用。

【现代研究】竹叶含黄酮类,多糖类,茶多酚,氨基酸类,微量元素等。有抑菌,消炎,抗过敏,抑制病毒,保护心脑血管,抗衰老,抗疲劳,提高机体免疫力等作用。

114 竹 茹

【古籍原文】气微寒,味甘,无毒。主呕啘温气寒热,吐血崩中。

　　竹茹气微寒,禀天初冬寒水之气,入足太阳寒水膀胱经;味甘无毒,得地中正之土味,入足太阴脾经。气味降多于升,阴也。

　　太阳者寒水经也,冬日燥热,则太阳阴精不藏,感天燥热之气,至春木令则为病温。火性炎上,故多呕啘;病在太阳,故发寒热;竹茹气寒,可以祛温火,味甘可以缓火炎,所以主之也。脾统血,血热妄行,非吐即崩;其主之者,甘寒可以清热也。

　　制方:竹茹同麦冬、半夏、甘草、生姜,治呕哕。同木瓜、陈皮、麦冬、枇杷叶、人参、芦根汁、石斛,治胃热呕啘。同花粉,治病后大热搐。

【药物来源】为禾本科植物青竿竹 *Bambusa tuldoides* Munro、大头典竹 *Sinocalamus beecheyanus*（Munro）

Mc-Clure var. *pubescens* P. F. Li 或毛金竹（淡竹）*Phyllostachys nigra*（Lodd. ex Lindl.）Munro var. *henonis*（Mitford）Stapf ex Rendle 的茎秆的干燥中间层。

【形态特征】1. 青竿竹:乔木状竹类。竿高达15 m,径约6 cm。植株丛生,无刺。竿直立或近直立,顶端不弯垂,竿的节上分枝较多;节间圆柱形,竿的节间和箨光滑无毛。

　　2. 大头典竹:乔木状竹类。竿高达15 m,径约11 cm,多少有些作"之"字形折曲。幼竿被毛和中部以下的竿节上通常具毛环,节间较短;箨鞘背部疏被黑褐色、贴生前向刺毛;叶鞘通常被毛。

　　3. 毛金竹（淡竹）:同"竹叶"。

【性味功效】味甘,性微寒。清热化痰,除烦,止呕。

【古方选录】《圣济总录·卷二十九》竹茹汤:青竹茹鸡子大一块,生地黄（拍碎）半两。用法:以水一盏半,煎至八分,去滓,食后温服。主治:伤寒鼻衄不止。

【用法用量】煎服,5~10 g。生用偏于清热化痰,姜汁炙用偏于和胃止呕。

【使用注意】寒痰咳喘、胃寒呕逆及脾虚泄泻者忌用。

【现代研究】竹茹含多糖类,氨基酸类,酚性物质,树脂类及黄酮类等。有升高血糖,抗菌,增加尿中氯化物含量的作用。

115 竹 沥

【古籍原文】气大寒,味甘,无毒。疗暴中风,风痹,胸中大热,止烦闷消渴,劳复。

竹沥气大寒,禀天冬寒之水气,入足少阴肾经;味甘无毒,得地中正之土味,入足太阴脾经。气味降多于升,阴也。

暴病皆属于火,火炽风生,以致僵仆,或偏痹不仁;竹沥甘寒,可以清热缓急,所以主之。胸中者,太阴脾经行之地,脾阴虚,则胸中大热矣;甘清寒热,所以主之。肾者水也,心者火也,水不制火,则心中烦闷而消渴矣;其主之者,甘寒可以壮水而清火也。劳复者,伤寒热病愈后,劳碌而复热也;其主之者,亦以甘寒能更清耳。

制方:竹沥同姜汁,治中风,及小儿狂语。同生地、麦冬、花粉、石斛、苏梗、北味,治暴中风。同桔梗、甘草、麦冬,治肺痿咳嗽。

【药物来源】禾本科植物毛金竹(淡竹)*Phyllostachys nigra*(Lodd. ex Lindl.) Munro var. *henonis* (Mitford) Stapf ex Rendle 和青竿竹 *Bambusa tuldoides* Munro 等的竹竿经火烤灼而流出的淡黄色澄清汁液。

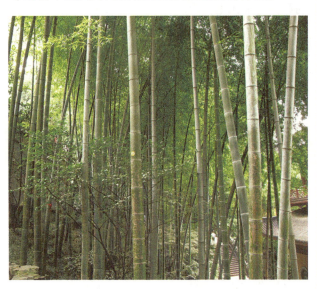

【形态特征】同"竹叶""竹茹"。

【性味功效】味甘,性寒。清热豁痰,定惊利窍。

【古方选录】《经史证类备急本草·卷十三》引《梅师集验方》竹沥汤:茯苓三两,竹沥一升。用法:水四升,合竹沥煎取二升,分三服,不愈重作,亦时时服竹沥。主治:子烦,妊娠恒若烦闷。

【用法用量】鲜汁,30~50 mL,冲服。

【使用注意】本品性寒滑利,寒痰及便溏者忌用。

【现代研究】竹沥含酚性成分,有机酸,多种氨基酸,糖类等。有镇咳,祛痰,抑菌,消炎等作用。

果 部

116 莲 子

【古籍原文】气平涩,味甘,无毒,主补中,养神,益气力,除百疾。久服轻身耐老,不饥延年。(去心,炒)

莲子气平涩,禀天秋收之金气,入手太阴肺经;味甘无毒,得地中正之土味,入足太阴脾经;以其仁也,兼入手少阴心经。气味升多于降,阳也。

脾者五脏之中也,甘平益脾,所以补中;心者神之居也,芳香清心,所以养神。脾为万物之母,后天之本;肺主周身之气,先天之源;甘平益脾肺,所以益气力。心为十二官之主,主安则十二官俱安,而百病皆除也。久服轻身耐老者,益气和血之功。不饥延年者,补脾养神之力也。

制方:石莲子蒸熟,蜜丸,不饥,清心宁神。同白茯,治遗精。同川连、木香、陈米,治噤口痢。同川连、白芍、扁豆、葛根、升麻、红曲、甘草、滑石、乌梅,丸,治痢如神。同马豆,末,治脾虚不食。

【药物来源】为睡莲科植物莲 *Nelumbo nucifera* Gaertn. 的成熟种子。

【形态特征】多年生水生草本。根茎肥厚横走,节部

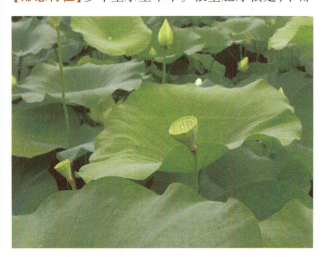